# ナースから、ありがとう

全国済生会看護部長会 編

# まえがき

済生会という団体をご存知でしょうか。明治44（1911）年、明治天皇による「生活に困って医療を受けられず、天寿を全うできない人々の生《いのち》を済《すく》いたい」とのお言葉を受けてできた財団です。現在は社会福祉法人に改組しましたが、その御志を受け継ぎ、生活困窮者への支援を使命として、全国380カ所以上で病院をはじめ老人福祉施設、障害者施設、訪問看護ステーションなどを運営しています。

その済生会では、約2万3千人の看護師が働いています。看護師であることを誇りとし、さらに「なでしこナース」として自覚をもって患者さんや利用者さんに接することが求められています。「なでしこ」は済生会の紋章です。よく日本女性のしとやかさを表す「大和なでしこ」のことだと言われますが、少し違います。済生会のなでしこは『源氏物語』に由来し、親のない子のことです。生活困窮者救済という済生会の行くべき道を、孤児を表すなでしこで象徴したのです。

私たちは、看護師であることと、済生会の看護師であることの違いに、いつも悩みます。私たちの前に横たわるのは、経済的に豊かであろうと生活に困窮する人であろうと、いつも一人の患者さんです。病そのものにだけでなく、患者さんの背景にある生活に思いを致して看護に当たるのも同じです。看護の「看」は目の上に手をかざして遠くまでよく見ること、「護」は守り救うこと。心から看護に当たることは、つまり、済生会の歩むべき道そのものなのではないか、と。

大正時代、済生会の看護師は、関東大震災で親を失った数多くの孤児の救済に当たりました。テントの中でおびえる子どもに添い寝し、おねしょの始末をし、勉強までみてあげました。平成23（２０１１）年の東日本大震災で電源が落ちた東北地方の済生会病院。津波による低体温症で運ばれた、どこのだれか分からない幼児を、看護師たちは交代で一晩中、抱き続け、体温で温めました。

同じ済生会の看護師として誇りに思います。でも、済生会でなくても看護師なら同じようにしたのではないかとも思うのです。そして、また、この違いについて考え続けます。

他から見たら、きっとささいなことのように見えます。でも、常に生と死が隣り合うところに身を置く看護師は、つい、ささいなことにもこだわってしまいます。

本書は機関誌「済生」に連載中の「なでしこナースのストーリー」というコラムをまとめたものです。言ってみれば、済生会看護師の独り言です。ささいなことにこだわりながら、悩み、一生懸命考え、行動する看護師たちの姿を思い浮かべていただけたら幸いです。

平成31（2019）年1月

全国済生会看護部長会会長
大阪・吹田病院副院長兼看護部長
池田惠津子

〈目次〉

まえがき…………3

第1章 「みんなの笑顔」忘れない…………15

生け花教室の奇跡
かりん糖
不安を笑顔に
もっと話を
沖縄の父親
世界でたった1冊の本
「逃げるなよ」
ゆるキャラナース

笑顔の橋渡し
プライマリーナース
心に残る出産
ナースコール
青い空
ひび割れたスイカ
空っぽのベッド
素直な男子中学生
50歳からの看護学校
「心配したのよ」
真夜中のありがとう
看護はオペ室に
一人二役
生きる時間

忘れられない絵
亭主関白、本日休業
まだこれから

第2章「学び続ける」という生きかた……55

つながる手
不思議な充足感
ノートの秘密
母の腕は私の腕
初盆に
家族のつながり
私服の下に

美しい夕焼け
1分1秒
認知症の戦い
背中を押して
オクラ

## 第3章 「寄り添う看護」の大切さ

第3章 「寄り添う看護」の大切さ……75
手作りケーキ
誇れる同僚
先輩のメッセージ
見送りサプライズ
まっすぐな道

言葉の壁
職種が違えば
ワンコの写真
「笑顔がいいね」
成長の瞬間
あなたを目指す
地域連携図
チーム・看護
若い折り鶴
災害ナース
終わりのないゴール
ぴよぴよさん
最期まで
今日という1日

贈る言葉

第4章 「家族の絆」に感謝する……109

ママのように
天職
パパの育休
笑顔のガッツポーズ
祖母の臨終
私の恩返し
ぶれない
子どもの目
帰れる場所
笑顔をおすそ分け

僕の後悔
働き方改革
天国の祖母へ
「寂しくなんかなかったよ」
最期の場所

第5章 「いのちの現場」みつめて……133
カルテの結婚式
テレビの時間
「泣いてくれてありがとう」
死ぬ準備
ダンスショー

刺繍の個展
そばにいる
透析
深く、一礼
うなぎ
故郷のお花見
泣き顔
履けない靴
天国からの手紙

あとがき…………158

［注］文中の氏名はすべて仮名です。

イラスト　あべまれこ

# 第1章　「みんなの笑顔」忘れない

# 生け花教室の奇跡

佐藤さん（70代男性）との最初の出会いは、私が救命センターに勤務していた頃でした。脳疾患で搬送されてきたのです。

その後、私は別の病院に転勤し、回復期病棟勤務となりました。そこでなんと、リハビリのために転院していた佐藤さんと再会したのです。

佐藤さんには片麻痺・失語症があり、同室者ともコミュニケーションはなく、リハビリ時間以外はほとんどベッド。活気がありませんでした。それが気になっていたときに、佐藤さんが若い頃、生け花が得意だったことを知りました。私たちは佐藤さんに、ご家族とスタッフを対象に「生け花教室」を開くことを提案しました。

花を前にした佐藤さんは、麻痺していない手でハサミを駆使し、首をかしげながら今まで見たことがないほど真剣な表情で、お花を生けていきました。

生け終わった花々に囲まれた佐藤さん。生き生きと達成感のある表情が印象的で、ご家族も満足そうでした。急性期では体験したことのない関わりでした。

機能障害が残っても目標や生きがいがあることが、今後の生活に大きく影響することを実感しました。患者さんの生きがいをともに見つけ、生活に添ったリハビリ援助ができるようにしたいと、強く思いました。

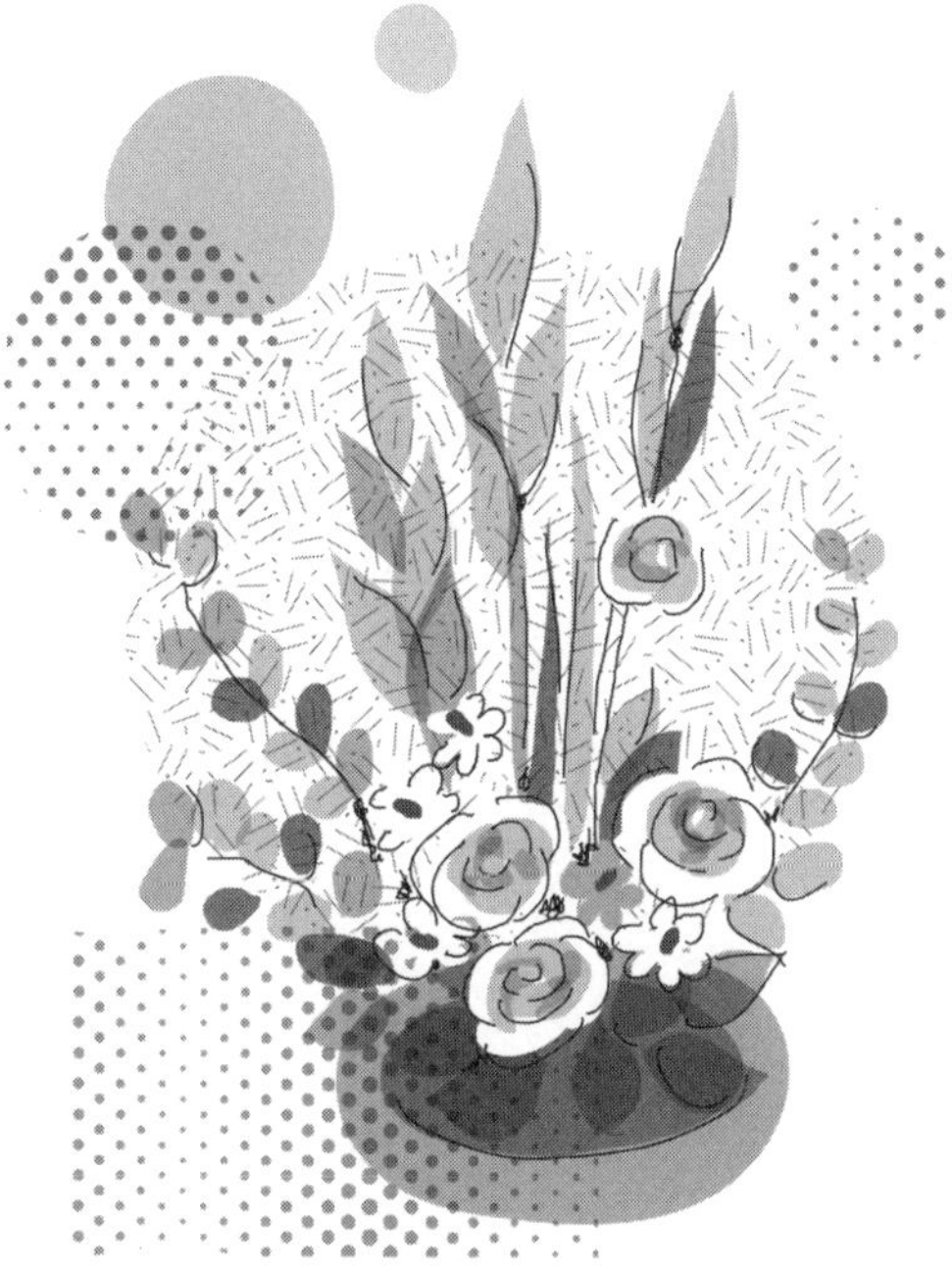

# かりん糖

「今日、子どもが退院です。〝かりん糖〟も治りました！」

満面の笑みで声をかけてきてくれたのは、1カ月前に出産された里美さんの旦那さんだった。私は、そのお産を思い出して幸せな気持ちになる。

里美さんは34週で破水し、少し早く陣痛がきた。初めてのお産、さらに早産という不安。里美さんのそばには、夜中じゅう腰をさすり続ける旦那さんの姿があった。

私が夜勤で受け持ちを始めた時点で、すでに長時間の陣痛に耐えていた里美さん。しかし、あと一歩のところからお産は全く進まない。姿勢を変えたり動いたりするものの、疲労のため陣痛は弱い。

里美さんをどんな言葉で励ましていいのか。私が悩んでいる中、旦那さんは腰をさすりながら励まし続ける。私にこっそり診察所見を聞きにきては「よおぉ頑張った！　あと少しで会えるで！」と声をかける。

勤務交代かなと、諦めかけた朝8時、赤ちゃんは狭い産道をぐっと降りて、少し小さめではあるものの元気よく生まれてきてくれた。頭をかりん糖のようにとがらせて……。

「うわーっ！　かりん糖みたい。でも、これが頑張った証し！」

そのちょっと変わった表現がおかしく、里美さんと旦那さんと私は3人で笑った。その横で、赤ちゃんが力強く泣く。家族みんなで頑張った。

元気に泣く赤ちゃんを見て、誰もが笑顔になる。そんな光景が私は一番、好きだ。

## 不安を笑顔に

野口さんは40代の女性です。5年前、交通事故で救急搬送され、採血結果で初めて糖尿病が指摘されました。目にかすみの症状があり、その後、眼科を受診。検査を待つ間、周りのスタッフに「大丈夫かな。元に戻るかな」と何度も聞いていました。

検査の結果、糖尿病網膜症と診断されました。野口さんは先生の説明をうなずきながら聞いていましたが、「次回からレーザー治療を行ないます」と言われると、表情を暗くして診察室から出て行きました。私は医師と目が合い、野口さんが今の説明を理解できなかったことをお互いに感じ取りました。

私は待ち合いへ追いかけて行きました。「先ほどの説明にわからないところはありませんでしたか」。そう話しかけると、「全然わからんかった」「痛くないんかな」「怖いな」と、野口さんからは不安がる言葉が次々に出てきました。そこで、治療の説明をし、次回も自分が一緒にいることを話すと、「わかった。ありがとう。今度も頑張って来るわ」と笑顔を見せてくれました。

再診日、野口さんはやはり不安そうでした。声をかけると、「大丈夫かな」と言いながら私の腕にしがみついてきました。野口さんを励まし、そばについて無事レーザー治療を終えると、「ありがとう、またお願いね」と言われました。

それから野口さんは、心配なことがあると私のところへ相談に来られるようになり、今もその関係が続いています。

## もっと話を

吉田氏は咽頭がんで気管切開をし、転移性肺がん、胸水貯留※1により入院となりました。吉田氏はスピーチカニューレ※2を使用し、冗談を言ったりして会話を楽しんでいました。

しかし、呼吸状態が徐々に悪化し、常時、酸素投与が必要となり、筆談での会話となりました。疼痛が出現し、麻薬を使用するようになってからは、傾眠傾向になりました。私は吉田氏に負担をかけないように、なるべく目覚めているときに声をかけ、清潔ケアを行ないました。

しばらくして、家族と吉田氏の希望により緩和ケア病棟へ転棟することになりました。緩和ケア病棟入院に関して希望をうかがうと、吉田氏は「もっと話を聞いてほしい」と答えました。

私はハッとしました。吉田氏に負担にならないようにと気遣ったことで、吉田氏に寂しい思いをさせてしまったのではないか。筆談になってからは、時間がかかるからと、会話が少なくなっていたのではないか。

それからは、時間をつくって会話をするよう心がけ、吉田氏の不安や思いなどの傾聴に努めました。転棟直前、吉田氏から「今までありがとう。あんたがおらんと寂しいな、一緒に緩和ケア病棟に来てくれたらいいのに」などと言ってもらえました。

うれしかった……。

吉田氏との関わりで傾聴することの大切さを再確認しました。そして患者さんとのコミュニケーションの大切さもです。

※1 胸腔内に異常に多量の液体が貯留した状態

※2 気管切開後に切開部から気管内に挿入する管で発声ができるしくみになっている

# 沖縄の父親

「おとう！　ありがとう！　おとう！」

出港するフェリーの上で、雄太君は叫びながら手を振っています。車椅子の雄太君にも見えるように、おとうは岸壁の一番端の目立つ場所に立って、私たちに大きく両手を振り続けてくれました。

沖縄県伊江島での2泊3日の修学旅行。私は雄太君の体調管理と安全を託され、京都から同行しました。子どもたちは、民泊をして現地の家族と絆を深めていましたが、雄太君は安全上の理由で、ホテルでの宿泊でした。

2日目の朝、茶髪でサングラス、作業服姿のおとうが現れて、「雄太はうちの子だ」と言って、ホテルから連れ出してくれました。見かけとは裏腹に、おとうはおおらかでやさしくて、〝沖縄の父親〟そのものでした。雄太君はそんなおとうの人柄にどんどん魅了されていきました。

「絶対またおとうに会いに来る！」

次は自分の力で伊江島に戻って来るという大きな夢を持った雄太君。病院では見られない彼の生き生きとした笑顔が、緊急事態に備えて緊張が続いていた私をはじめ、修学旅行に付き添ったすべての大人の心を癒やしてくれました。

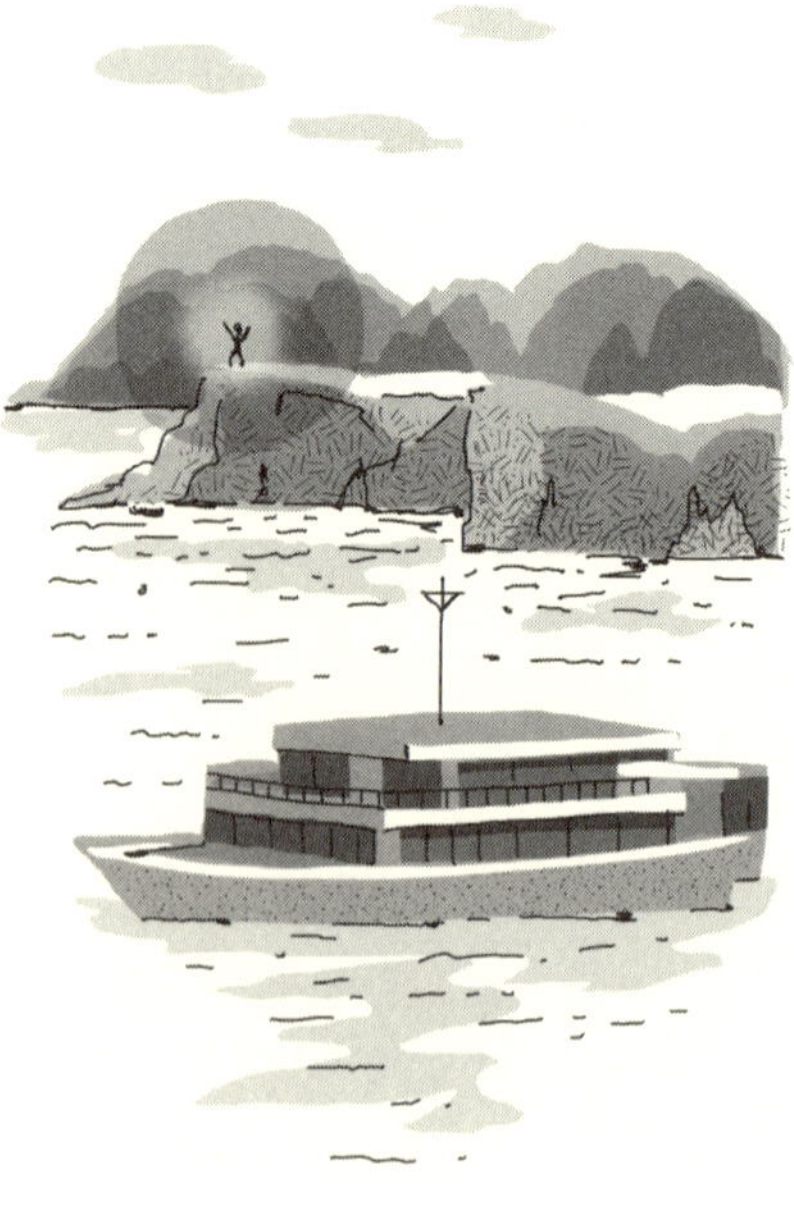

# 世界でたった1冊の本

助産師となって半年たった頃、初産婦の綾子さんから妊娠や出産について、いろいろな相談を受けるようになりました。頼れる方もおらず不安感が強くあったため、健診の待ち時間に話を聞いたり、絵本を紹介したりしました。私にできることは、綾子さんの不安や悩みを傾聴しながら気持ちに寄り添い、求められる情報を伝えることでした。

出産にも付き添い、陣痛開始から3時間ほどの安産で、元気な男の子を出産されました。産後1カ月ほどたったある日、突然綾子さんから1冊の手作りの本をいただきました。表紙には赤ちゃんの写真、それに〝感動のご対面〟〝助産師○○さんへ感謝をこめて……〟と私の名前が入ったタイトルのアルバムでした。妊娠中から出産までの我が子へのメッセージや私と話し合ったこと、助言についての感謝の気持ちがつづられていました。世界で1冊の、この本。感動し、涙があふれました。

綾子さんが前向きに出産への心や身体の準備ができたこと、そしてすばらしい命の誕生の手助けができたこと、私にとっても貴重な経験となりました。今年、私自身も結婚し、この先の妊娠・出産・育児がとても楽しみになりました。

## 「逃げるなよ」

新人看護師として配属された病棟で、夜勤をしていた日の朝。安藤さんの検温と採血をしに訪床した。採血は、1回目は失敗……2回目も失敗。血液疾患を患っていたため出血傾向があり、私が採血を試みることは患者の安全が保てない。先輩看護師と交代することを告げ、部屋を出ようとした。そのとき、安藤さんが言った。「俺は大丈夫、何度失敗しても大丈夫。最後まで頑張ってやってみなさい。何かの困難にぶつかったとき逃げると、逃げ出す癖がつく。諦めずにやってみなさい。ほら、落ち着いて」

看護学校を卒業したばかりの私は、看護師は患者のために何かをしてあげるものだと、おごっていた。「もう一度やらせてください」。気を取り直し、針を刺した。できた……。

安藤さんの言葉が頭の中で何度も繰り返された。

気がつくと、涙がぽろぽろとあふれ、止まらなかった。「な、できるじゃねーか。あそこで交代してもらってたら、これからも逃げるようになる。逃げるなよ、大丈夫、できるからな」。泣きやまない私に優しく声をかけてくれた。

安藤さんの言葉が、20年たつ今も私の看護の原動力。

## ゆるキャラナース

関東の病院の手術室勤務だが、私は関西出身だ。出身とは特に関係ないが、男も結婚すると体型がゆるキャラ並みに膨張してくる。手術室でも狭い所を通るのにお腹が邪魔になることがある。

硬膜外麻酔[※1]が人生初めてという関西出身の患者さんの介助をした。体位保持をしていて、患者さんの手が私のお腹に触れている。とても緊張していて、手が小刻みに震えているのが私のお腹から伝わってくる。穿刺《せんし》※2されると、ビクンッ！と震える。

どこか痛むのかとうかがうと、痛いのではなく、怖いのだとのこと。そんな患者さんをリラックスさせようと、私は関西弁で言った。「○○さん、怖いと思ったときは、遠慮せんと、岡田のお腹をつかんだらええですよ」。患者さんは即座に私のお腹を力いっぱいつかんできた。かなりの力で……確かにゆるいですけど、いくらなんでも……激痛！

……体位保持、困難になりそう!!……でも、な、なんとか無事に終了。

後日、師長が「これ、たぶん、岡田さんのことだと思うのだけど……」と言いながら、一通の患者さんからの「ご意見書」を手渡してくれた。硬膜外麻酔の患者さんからだった。「(中略)あのとき、とても緊張して怖かった私に、関西弁でお腹をつかむようにと言ってくれた岡部さん、本当にありがとう」

……ん？　岡部さん!?

※1 脳脊髄を包む硬膜より外側の硬膜腔に麻酔薬を投与する局所麻酔の一つ
※2 体外から血管や体腔内に注射針を刺すこと

# 笑顔の橋渡し

田中さん、64歳、女性。夫と犬のシロと暮らしていました。大腸がんの手術を受けて間もなく、シロが亡くなりました。田中さんから笑顔が消え、治療意欲も薄れていました。

病室で雑談をしていたとき、突然、「髪を切りたい」と漏らしました。私は「知り合いに、お願いしてみましょうか」と提案しました。

美容室オーナーの長男祐樹君は、美容師として京都で3年勤めた後、自宅に帰っていました。しかし、ほとんど部屋にこもっていました。どうかな、と思いながら彼にお願いしたところ、了解してくれました。

当日、病院、田中さんは車椅子でした。カットが完成しました。「わーっ」と声を上げるくらい素敵に仕上がりました。田中さんの顔が、笑顔に変わりました。その激変に、後で聞いたら、祐樹君自身が衝撃を受けたそうです。

その後、田中さんは積極的に治療に臨みました。退院が決まり、「もう一度、髪を切ってもらいたい」と祐樹君にお願いをしていました。

再会したとき、田中さんは歩けるようになっていました。人生に迷っている時期だった祐樹君も、独立して自分の店を持ちました。

こんな出会いを、これからもサポートできたらなあ、と思っています。

## プライマリーナース

私は、喉頭がんで入院してきた河内さんのプライマリーナース※となった。喉頭全摘出術で生活は一変、1人暮らしのため退院に向け指導が必要となった。

まず、シャワーのときに気管口に水が入るのを防ぐよう髪と体を洗うのを分けることを説明。食事は食道狭窄のため粥食となり、本人と妹に向けて管理栄養士が栄養指導を行なった。

頻回に痰がらみがあり、吸引のパンフレット通りにネブライザー（吸入器）の仕方、吸引から吸引瓶の片付けまでチームで毎日、指導した。吸引は苦痛を伴うため拒否が多く、ネブライザーも言われて渋々行なう状態だった。スムーズに指導が進まない時期もあったが、河内さんは頑張り退院にこぎ着けた。

退院後2週間ほどして、自宅を訪問した。入院中は拒否しがちだった吸引も自ら手技を見せ、訪問看護師から1日2回の吸引を自分で行なっていると聞いた。妹の力を借りて食事摂取もできていた。

少々の困難も日常生活の中でこなしてもらい、「ほぼ在宅、まれに入院」。これが地域包括ケアの中の医療の役割か。これからも患者と家族の生活を考えるプライマリーナースでありたい。

※一人の患者を入院から退院まで担当する役割

# 心に残る出産

遡ること十数年。当時小学5年だった大輔君と出会いました。お母さんの4人目の出産で、お父さんと一緒に来ていました。

大輔君は立ち会い分娩希望で、赤ちゃんのことは、お母さんからよく聞いていました。分娩室に一緒に入り、出産に立ち会いました。出産後の計測や検温を、じっと見ていました。

2年後、そのお母さんから手紙をいただきました。大輔君が立ち会い出産のことを作文にして、作文コンクールで特選になったという内容でした。その作文も同封してあり、克明に出産のことが書いてありました。お母さんの手紙には、「僕が○○ちゃんを最初に抱っこしたんだよ」と、いつもうれしそうに話をしては可愛がっています、とつづられていました。

赤ちゃんの誕生は、家族みんなの幸せ、喜び、希望であることを痛感させられた、助産師4年目の経験でした。

家族の心の中にずっと残るような出産シーン。それをどれだけ残せるか、残してあげられるか。これが私の大切にしたい出産です。

## ナースコール

私が新人の頃、認知症の患者さんが入院していました。ADL(日常生活動作)はほぼ全介助。簡単な発語などは可能でしたが、看護師の質問や会話に対してつじつまの合わない返事をしたり、同じことを繰り返し聞いたり、大声で叫んだり、ナースコールを常に握っていて、看護師が退室した直後にまたナースコールを鳴らし、要件を聞いてもはっきりとした返答はなく、何度説明してもナースコールを鳴らし続けたり。

看護師の中では、「あの方のせいで他の患者さんへの対応ができない」「いい加減にしてほしい」などの声が多く聞かれるようになりました。実際、私もまだ慣れない夜勤業務をしながら、その患者さんからのナースコールの対応に追われ、ストレスを感じていました。他にも患者さんはたくさんいるのに、この人のせいで部屋回りができないとの不満もありました。

ある夜勤のときです。その日もナースコールは鳴りやまず、訪室した際に「○○さん、どうして何度もナースコールを押すんですか?」と、穏やかな口調で聞いてみました。すると患者さんは、「寂しいねん」と、ただ一言。目には涙が浮かんでいました。

私はそのとき、こんな単純なことになぜもっと早く気づけなかったのかと反省しました。それ以降、できるだけ多く訪室し、コミュニケーションを取るよう心がけ、その結果、少しずつ笑顔も見られるようになりました。

相手が取る発言や行動にすぐに感情的になるのではなく、なぜそんなことを言ったのか、なぜそんなことをするのかなど、そこに隠された意味や理由を考えることが解決への近道になるということを、このとき教わりました。

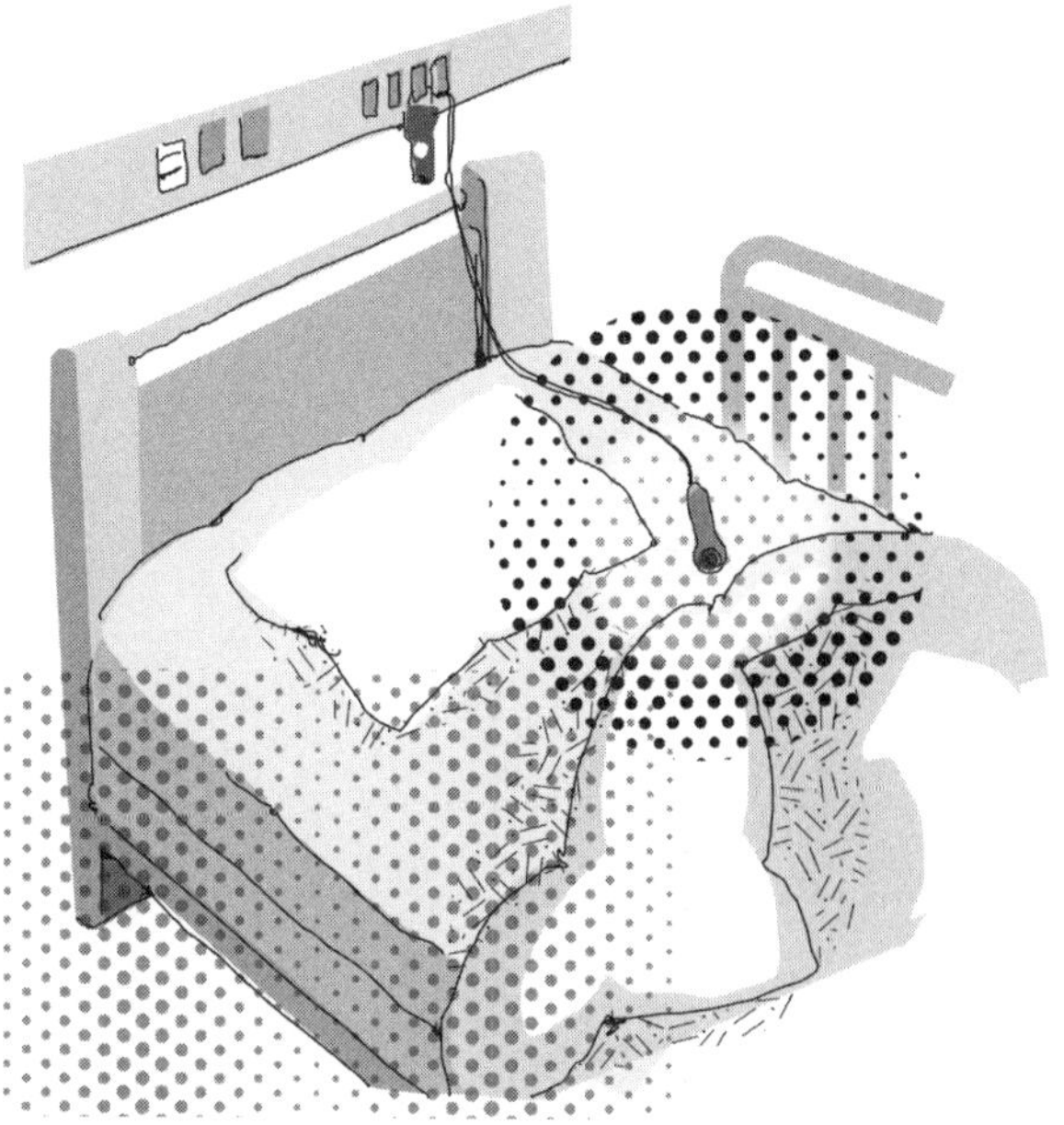

# 青い空

「久しぶりにまじまじと空を見た気がする。冬でも抜けるような空やな」

手術当日の朝、坂田さんは病室のベッドに座り、窓から空を見上げながら、やわらかな表情で話された。

40代で定期検診を受けたところ大腸に腫瘍が見つかり、手術を勧められ入院された。私は手術の担当になった。術前の挨拶で病室を訪れると、坂田さんは天井を見上げ、私の言葉にも生返事だった。よく聴いてみると、坂田さんがポツリポツリと話された。

「毎日、外で働き、病気知らずの自分が急にがんと言われても、2人も小さな子供がいるのにどうしたらいいいか」

「急に手術となって、訳のわからないまま説明され、みんな人ごとのように思える」

私は、このままだと治療に前向きにならないのではと考えた。主治医に相談し、坂田さん夫婦と話す時間を設けた。1時間ほどだったが、夫婦それぞれの思いを聴き、応えた。坂田さんは熱心に話された。最後には笑顔まで出てきた。

手術当日朝の、空の青さをしみじみ語った坂田さんの表情に、私の思いが少しでも心に届いたのかなと感じ、病室を出て手術の準備に向かった。

踏みこみすぎたかもしれないが、私はそのときの坂田さんの表情を忘れず患者さんと接している。

## ひび割れたスイカ

私が新人看護師として働き始めた25年も前のことです。

食道がんで食事が喉を通らず、低栄養のため歩行もおぼつかない状態で緊急入院した50代男性がいました。大きな侵襲※がある手術でしたが、術後の経過は良好でした。

しかし、2日目に「家に帰る」と立ち上がり、病室を出ようとしました。止める看護師の手を払いのけ、治療の継続が困難となり、スタッフは困り果てました。帰る理由を尋ねても、「帰らなくちゃいけないんだよ」としか話しません。

食事が開始されてはおらず、高カロリー輸液を続ける必要があったので、主治医は「理由があるのだと思うから、一緒に行ってみる」と、自分の車に患者を乗せ、家に向かいました。私も一緒に付き添いました。

夏のとても蒸し暑い中、冷房のない家に入ったら、その妻が迎えてくれました。彼女には知的な障害があるのか、私たちとは言葉をうまく交わすことはできません。が、夫の姿を見てうれしそうで、夫の帰りを待ち望んでいたことがうかがえました。その妻の片胸には、がんと思える潰瘍があり、服からはみ出していました。その様子を見たとたん「家に帰る」理由がわかりました。

その日は外泊し、翌日、網に入った大きなスイカを手に、ふらふらと手すりにつかまりながら歩いて戻ってきたのです。彼は黙って、スイカを看護師に差し出しました。落としたり、ぶつけたりしたのでしょう。スイカには大きな割れ目が数カ所入っていました。

あのとき主治医は、患者としっかり向き合い、不穏行動の裏にある非言語的な思いを聴き取らなくてはいけないことを、新人だった私に教えてくれました。夏、スイカを見ると、そのことを思い出します。患者の心の言葉を読み取る大切さは、今も私の看護の原点になっているのです。

※病気やけが、手術、医療処置によって身体を傷つけること。

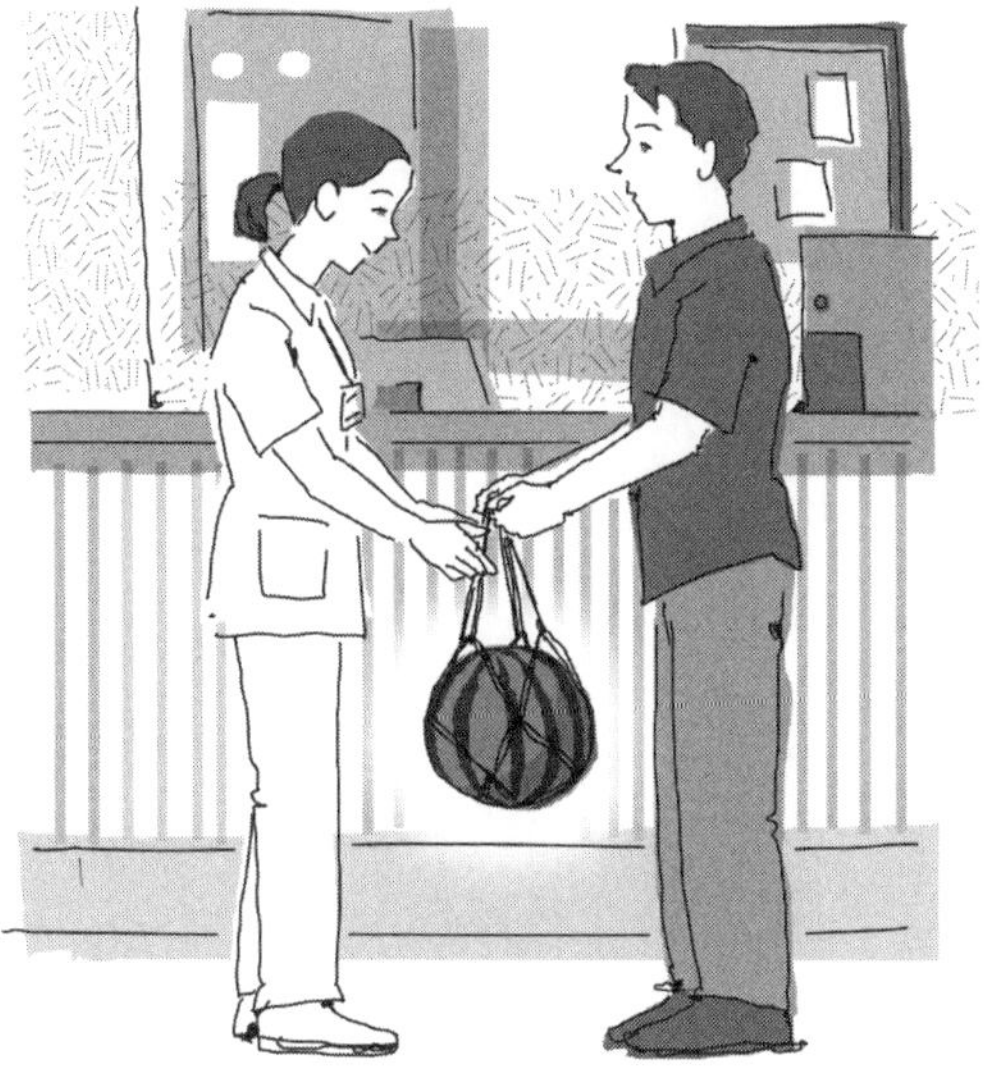

# 空っぽのベッド

今はＩＣＵ（集中治療室）の勤務です。当然ですが重症の方ばかりで、緊張感にあふれ、やりがいもあります。でも、患者さんとの会話が少ないのが、ちょっと寂しい。

以前、病棟勤務で夜勤のとき。病室をのぞいたら、ある患者さんのベッドが空っぽになっていてビックリ。「○○さ〜ん」と呼びながら部屋を見回したとたん、いきなり両足首をガシッとつかまれたのです。「ギャアアア〜」と、病棟中に響く悲鳴を上げてしまいました。

ベッドの下から笑いながら出てきたのはその患者さん。涙目の私に「ゴメン、ゴメン」。いたずらをしたのだそうです。でも、そんなやりとりが懐かしくもあります。

私の将来の希望は在宅ケアの看護師です。患者さんとの会話が好きなんです。そんな希望を上司に話したら、「今のうちに緊急時の看護をしっかり身につけておきなさい。在宅はあなた一人のときが多いのよ」と言われました。確かに……もっと頑張ろうっと。

# 素直な男子中学生

当院では看護部が窓口となり、中学生の職業体験学習を受け入れています。

その日は私が担当で、男女2人ずつ計4人の中学2年生を迎えました。挨拶を終え、それぞれに白衣を渡し、更衣室へ案内しました。女子2人はすぐに更衣を終えて出てきましたが、男子が出てきません。外から声をかけると、「あと少しです」。しかし、なかなか出てきません。やっとのこと、出てきた2人の姿を見て、謎は解けました。

迂闊《うかつ》でした。クリーニング後の丸襟の白衣を、そのまま渡したのですが、まさかワンピースだったとは！

きっと、更衣室の中、2人の間で、いろいろな会話があったことでしょう。「看護師は男子もこんなのか」「でも、なんか違う」……。ワンピースを着て出てきた生徒には、とても申し訳なく、平謝り。すぐに男性用を渡し、更衣してもらいました。変だとも言えず素直に着てくれた2人、本当にごめんなさい。

# 50歳からの看護学校

准看護師として外科外来に配置されてまもなくの頃です。

乳がんを告知された40歳の友子さんという患者さんに、准看護師としては声をかけることしかできず、がん看護ができませんでした。しかし友子さんからは「看護師さん、よろしくお願いしますね」と言われてしまいます。

自分の無力さを感じ、50歳という年齢でしたが、その年に通信制看護学校に入学し、がむしゃらに勉強しました。2年で卒業、看護師国家試験に合格しました。その年から精力的に術後ケア、がん看護を勉強しながら、乳がん術後の友子さんとの関わりを絶やさずに全力で支援し続けました。ある日、友子さんから「ありがとう。告知されたとき、看護師さんがいてくれたから、元気になれたんよ」と言われました。うれしかった。

現在は、微力ながら緩和チームの一員となり、他職種と情報共有しながら精神的援助、社会復帰への援助を行ないながら患者さんの最期の人生をサポートしています。その関わりの中で、時折、見せてくれる患者さんの笑顔が一番うれしいのです。

## 「心配したのよ」

熊本の実家を離れて名古屋の病院で勤務し、不安でいっぱいだった看護師1年目のことである。

いつも窓際に座って外を眺めている認知症の喜美子さんが、元気に私に手を振って笑っている。「今日もよろしくお願いしますね」。お互い挨拶を交わし合った。その日の午後は、患者さんの急変応対であっという間に時間が流れていった。仕事を終え帰宅の準備をしていると、いつもの窓際に喜美子さんがいない。気になって病室に急いだ。

私を見つけた瞬間、喜美子さんは涙を浮かべながら矢継ぎ早に言った。

「どこにいたの?」「昼間、皆にいじめられてたでしょ、すごく心配したのよ、お母さんは」「朝から髪の毛がボサボサ」「顔が真っ赤でかゆそう」

話を聞きながら「ああ、喜美子さんはいつもアトピーのある私を見ていたんだ。私を小さい頃の息子さんと重ねているんだな」と思った。

認知症の患者さんが自分の家族に重ねるのは珍しくないが、私はすごくうれしかった。社会人として楽しく充実していたけれど、1人暮らしは実は、寂しくもあった。喜美子さんは見ていてくれたんだなあ。

「看護師は看る側であり、見られる側」「看護師は助ける側であり、救われる側」。改めてそう感じた。これが今も元気で看護師でいられる理由である。

## 真夜中のありがとう

私は現在、ＩＣＵに勤務しています。重症患者の看護や急変時の対応などにやりがいを感じていました。

ある真夜中のこと、緊急入院があるので応援に来てほしいと救急外来から連絡を受けました。救急室に行くと、緩和ケア病棟に入院登録されている末期がんの女性でした。母親が付き添っていました。

腹水による著明な腹満と呼吸苦がありましたが、比較的状態は安定していました。バイタルサイン※を測定していると、「こんな夜にすみません」「ごめんなさいね」と何度も言われました。

入院のため、ベッドで緩和ケア病棟へ搬送し、退室しようとしたときです。「すみません。ありがとうございました」と、患者さんと母親からまた声をかけていただきました。お2人ともつらい状況にあるのに、なんとも丁寧な対応でした。その言葉へのありがたさとともに、患者さんに気を使わせてしまったのかもしれないと反省もしました。

私たち看護師には、患者さんからの「ありがとう」が一番の励みになります。今度は逆に、感謝の言葉をかけてくれる患者さんに「ありがとうございます」と伝えようと思います。

※生命の基本的な徴候（脈拍、呼吸、体温、血圧）

# 看護はオペ室に

学生の頃、局所麻酔で眼の手術を受けたことがある。クラスメートがアルバイトをしていた病院だった。小さな手術だったにもかかわらず、緊張していた。眼の手術なので、視界が遮られ不安そうに見えたのかもしれない。彼女は、傍らにいて手を握ってくれていた。それがとても、心強かった覚えがある。

「オペ（手術）室には看護がない！」。そう言われることがある。「オペ室の看護とは？」と、オペ室勤務となってまもない頃考えた。

入室から麻酔がかかるまでの間が最も緊張の高まる場面だろう。オペ室ナースにとっては日常の業務だが、患者にとっては非日常。だから、意識下での神経ブロック※1や硬膜外麻酔などの際、声かけはもちろん、手を握るようにしている。「手を握っていてくれてありがとね」と患者さんに言われることもある。

オペ室こそ、寄り添う看護が必要なのではないか。全身麻酔がかかってからも体位固定時、良肢位の保持、除圧※2にと、あんなにも気を使い、何度も何度もチェックする。オペ室勤務になるまでは思ってもみなかった。全身麻酔下の患者の安全を守る。患者に触れ、患者を看る。看護の基本がそこにあった。

オペ室に看護がない？　とんでもない。オペ室にこそあるのだ。

※1　麻酔を使って痛みを緩和する治療法
※2　床ずれを防ぐために体圧を分散すること。

## 一人二役

70代後半の男性が、検査診察に一人で来られた。

検査が終わったとき「今日はお一人ですか？」と尋ねると、「ええ、家内はアルツハイマーが進んで、今日は出られない感じでした」。奥様のことは知ってはいたが、もっとご自分のことを話されるきっかけになればと思って、話しかけてみたのだった。

男性は、現状を話された。私も真剣に向き合った。「奥様も病気と闘ってはるけど、周りのご家族も大変ですよね。奥様が元気でご家族のために尽くしてこられたの、ご主人が一番わかってらっしゃると思います。でも、奥様はご家族の理解があって幸せですよ」。私がそう話したとき、その患者さんの目から涙があふれた。

それから、せきを切ったように、泣きながら奥様との思い出や日々の大変さを話された。私も男性と同世代の親を持つ身。そして、もしかしたら自分自身にも起こりうる状況と思い、聞き入ってしまった。

いろいろお話しし、最後に言われた。「看護師さんありがとう、忙しいのに私のために時間取らせて。こんなに話せる機会があってよかった。家族みんな必死やから私が弱音を吐くわけにはいかなくてね。本当にありがとう。随分、楽になりました」

自分も病魔と闘いながら必死に奥様を看病される男性。検査室から送り出した後、私は一人で涙した。

# 生きる時間

外来から透析センターに移って2年7カ月が過ぎました。

外来では1日に何百人もの患者さんが来院されます。特に初診の方は全く情報がなく、問診で情報を収集し、そこから緊急性の有無や予測される病名に応じた看護が必要となります。一人一人時間をかけて接することができるかというと、正直、時間はありませんでした。そんな中でも、定期通院の患者さんとは話す機会をつくり、また、患者さんから声をかけてくれることもありました。

同じ定期通院でも透析センターは外来とは全く違いました。維持透析の患者さんは週3回来られ、毎回3~5時間かけて透析を行ないます。そのため、患者さんと接する時間が十分あり、とても恵まれた環境であると感じてしまいます。しかし、患者さんにとってその時間は、普段の生活とは少し違う看護を受けるためにあるのではなく、生きることに直結した、生の一部なのです。このことを忘れてはならないと気づきました。

看護にとって重要なのは、かける時間の長さではなく、その質なのだと改めて思うことができました。

## 忘れられない絵

看護師となって20年がたとうとしているが、今でも看護学生時代に受け持った終末期の男性のことを思い出す。

彼は話しかけても返事もせず、目も合わせず、迷惑そうな顔をする。どう関わればよいか悩んだ。受け持ちを換えてもらおうかと考えるほどつらかった。

実習3日目ごろだった。「絵が好きで元気な頃は絵を描いていた」と、ぽつりと言った。私は思いきって「絵を描いてみませんか?」と声をかけた。険しかった顔が少しほころび、「そうだね。描いてみようかな」。今でもあの表情は忘れられない。

その日から毎日、花の絵を描きに行った。黙々と描いている男性のそばにただ私がいるだけの、静かな時間。しかし、実習が終わろうとする頃、男性は夜間に急変し、亡くなってしまった。

それから数カ月後、家族から郵便が届いた。手紙と描きかけの私の顔の絵が入っていた。「最後の最後に好きだった絵を描けて幸せだったと思う」と書かれていた。その瞬間、涙があふれた。押しつけの看護になっていたのではないか、ずっと疑問だった。でも、決して間違いではなかったと男性が教えてくれたように思った。

彼が描いてくれた私の顔はやさしく微笑んでいるようだった。これからもこの絵のような顔で患者さんに接していきたい。

## 亭主関白、本日休業

私は訪問看護を始めて5年半になります。利用者の方やご家族の生活に触れながら看護をしていると、「心に残るグッとくる瞬間」がたくさんあります。

一番古いお付き合いの野田さんは、呂律緩慢《ろれつ》さがありますが、一生懸命いろいろな話をしてくれます。先日は奥様と喧嘩をしたという話でした。思わず、意に反して憎まれ口をきいてしまうのだそうです。

私は、奥様を前にして野田さんに「いつも私に教えてくれるような感謝の気持ちを伝えてあげたら、とてもうれしいと思いますよ」と言うと、「そんな恥ずかしいこと言えるか、言わなくてもわかってくれてるよ」と、照れ臭そうに言いました。それを聞いて奥様は「感謝してくれてたの」と、野田さんの頭をうれしそうに撫でていました。これで仲直りです。

亭主関白な野田さんの新たな一面と、50年以上も連れ添ってきたご夫婦のそんな姿は、なんとも微笑ましいものでした。そして改めて野田さんと、「気持ちは相手に伝えないとだめですね」と話し、私も教訓を得たような訪問時間でした。

長いお付き合いの中で野田さんと私には約束があります。野田さんから「あなたに看取ってほしいんだ」「私が逝くまでずっと訪問を続けてくれよ」と話してくれたことです。いつか訪れるであろう「お別れの日」まで穏やかに過ごせるように、気持ちを伝え合い、寄り添っていきたいと思っています。

# まだこれから

私は看護学生の実習で初めて患者さんを受け持った。事前に練習を何時間も繰り返したけれど、実際には、たどたどしい清拭《せいしき》、時間のかかるベッドメイキング、力加減がわ

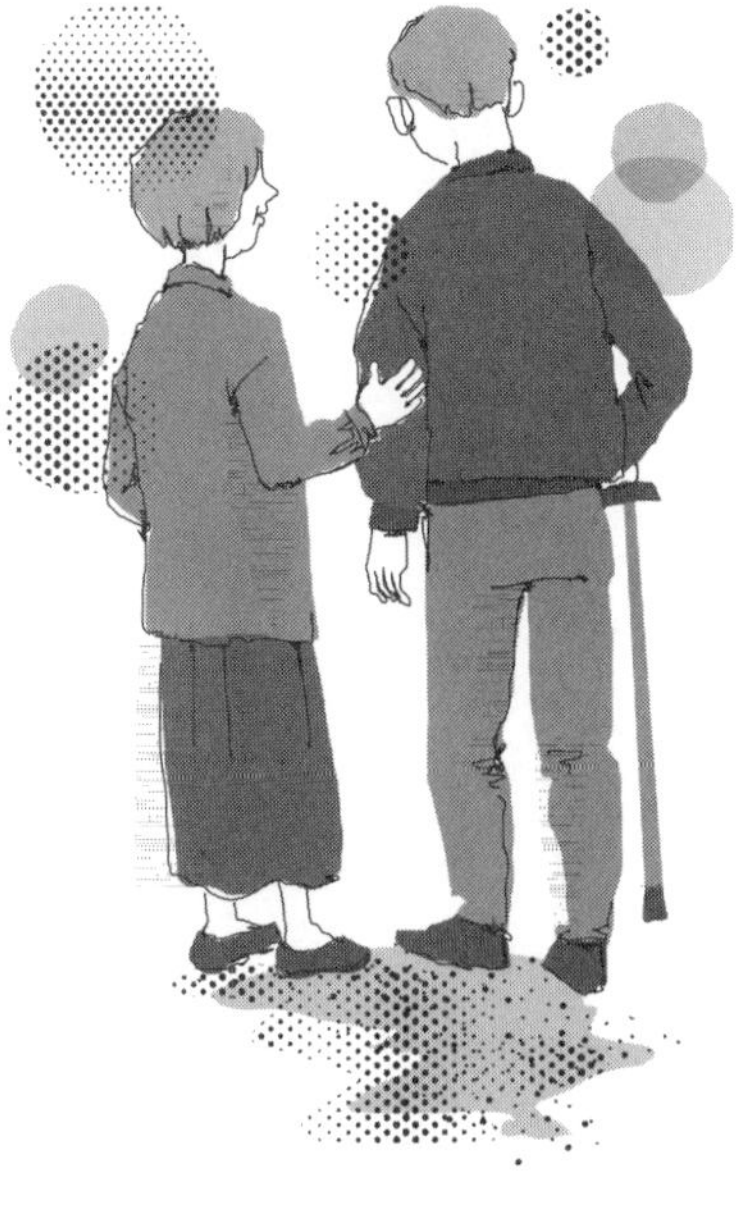

からない口腔ケア……何をどうすればよいのかわからなくなった。

そこで、車椅子の患者さんに尋ねてみると「髪を洗ってほしい」と言われた。洗髪なら私にもできる。入念に準備して取りかかった。患者さんは前かがみで洗ってと希望したが、頭が洗面台に届かなかった。予想外の出来事にあわてた。心臓がバクバクした。深呼吸をして「大丈夫」と自分に言い聞かせた。後ろ向きの洗髪に切り替え、車いすの背もたれを倒し、なんとか洗い終えた。背もたれを起こすと「あぁ、気持ちがえぇの〜、ありがとう」。患者さんは今まで見たことのない笑顔で言ってくれた。

こんな笑顔で喜んでくれるんだ。思ったとたん緊張が消え、笑顔を返していた。それは私の心の底からの笑顔だったと思う。

「ありがとう」。この言葉を、私は一生忘れない。まだ実習は始まったばかりだ。患者さんに寄り添える看護師を目指し学んでいこう。

# 第2章

# 「学び続ける」という生きかた

# つながる手

病院の総合案内にいる看護師は、通常、外来の方の手続きや受診科のお手伝いをしています。当院は県内でも高齢化率の高い地域にあり、高齢で車椅子を使用する方が多く、付き添いの方も高齢であることが多いのが現状です。そのため、総合案内での役割は、車椅子移乗へのお手伝いが主となっています。

先日、「看護の日」のイベントを開催した際に、ご家族から言葉をいただきました。

「いつも私たちを見かけると駆けてきて手伝ってくれて、とてもありがたいと思っていました。だから私もいつか人の役に立ちたいと思っていたんです。そうしたら、この間、母の入院の付き添いの帰りに、高齢のご夫婦が車椅子から車に移ろうとしているのを見かけたので、お手伝いしたんですよ。自分も人の役に立つことができて、とてもうれしかったです」

看護師の役割を果たしていただけと思っていましたが、本当にうれしく、逆にご家族の方から癒やされる思いでした。支援の手が地域の人々へつながっていくのだという喜びと、看護師として仕事を続けていく励みとなりました。

## 不思議な充足感

私が働く病棟は終末期を迎える患者さんが多い。終末期に近い患者さんに付き添っている家族は、不安が多い。そのため患者さんだけでなく、その家族との関わりも重要となっている。話を傾聴するのはもちろん、家族の体調にも気を配らなければならない。

一人の患者さんが亡くなられた。家族から「ありがとう」と声をかけられた。「いつも話を聞いてくれて、とても心強かった。この人（患者さん）も、ここで最期を迎えることができてよかったと思っていると思います。本当にお世話になりました」

この「ありがとう」という言葉、もし退院する患者の家族からなら素直にうれしいと思う。が、人の最期に関わっての後では複雑だ。うれしくはなく、もちろん喜びでもなく、適当な言葉が見当たらないけれど、何か不思議な充足感がある。これがやりがいというのかもしれないと思った。

## ノートの秘密

患者の吉本さん、60代男性、肺がん末期。意識レベルも低下し、全介助状態で経過。一生懸命に吉本さんを支えるご家族からは、さまざまな要望やご指摘があり、看護する側も緊張の毎日。

あるとき、一人の看護師が「奥さんがいつも看護師の行なうことをジーっと見ていて、ノートに何かを書きこんでおられる。できていないことなど書いておいて、そのうち何か訴えてこられるかも……」と、不安げにもらした。確かにご家族の表情は硬く、鬼気迫るものが感じられる。病室を訪れるのに緊張が一層、高まったが、自分たちにできる看護をただ一生懸命に提供するしかないと励まし合った。そして4カ月の入院生活の末、吉本さんはご家族に見守られ、永眠された。

亡くなられて10日ほど過ぎた頃、吉本さんの奥さんが病棟を訪ねて来られた。一瞬、緊張が走ったが、奥さんは涙ぐみながらも穏やかな笑顔で「お世話になりました。皆さんに本当に良くしていただいて。一人一人にお礼を言いたいけど泣いてしまいそうで……」と、お手紙を渡してくださった。手紙には、スタッフ全員の名前が記され、感謝の言葉が丁寧につづられていた。

意味もなく緊張していた自分たち。反省した。そして、自分たちで勝手にかけたプレッシャーだったけれど、それに負けず自分たちができることを一生懸命に行なったスタッフを誇りに思った。

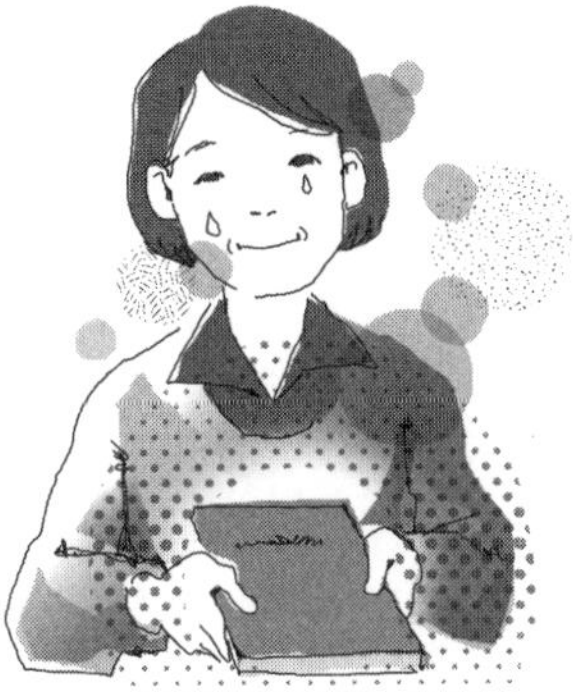

# 母の腕は私の腕

ある日、要介護度5の80代の女性が、発熱のため救急搬送されてきた。長男の妻が救急車に同乗してきた。全身の観察を行なった際に「寝たきりなのに、清潔に保たれているな。昨日、デイサービスでお風呂に入ったのかな」と思った。

診察が終わり、患者さんは点滴施行後に帰宅予定となった。長男の妻は、患者さんに向かって「おかあさん、たいしたことなくてよかった。家に帰れるね」と、安堵の表情を浮かべた。

その際、自宅での様子をうかがうと、デイサービスなど介護制度は利用しておらず、すべて長男の妻が一人で介護していることがわかった。そこで、「とても奇麗に保たれていますね。愛情を持ってお世話されている何よりの証拠ですよ」と伝えた。長男の妻はとてもうれしそうに、こう応えた。「主人が若いときに亡くなりました。それ以降、義母と二人三脚で生活してきました。だから、母の腕は私の腕、母の髪は私の髪です。

主人に尽くし切れなかった分、母に尽くすことが私の生きがいです。褒めてもらえてうれしい」

全身が清潔に保たれているのは介護サービスを受けているからだと、勝手に判断してしまった自分が恥ずかしかった。

## 初盆に

「母が帰ってくるお盆に来てもらえますか」。それは、正子さんの娘さんならではの希望だった。

特養の当園は、看取り介護の一環として、四十九日の法要の頃に職員が自宅にうかがうことにしている。その年の6月に亡くなった正子さんの供養と、ご遺族をサポートするグリーフケアのために訪問の連絡を取ったときの返事だった。初盆でもあり遠慮はあったが、介護職員とともに訪問した。

正子さんは98歳。「自然の形で静かに見送りたい」と言う娘さんの強い要望で、入院先の病院から当園に帰って来られた。その後1年もの間、看取りの介護をし、最期は娘夫婦、遠方に住む孫家族、ユニット職員に見守られ息を引き取られた。旅立ちの居室は厳かなはずだったが、久しぶりの家族の再会の場となり、少しにぎやかな雰囲気になってしまった。

仏壇の遺影は正子さんの面影はあるが、10年くらい前の写真だという。正子さん自身が選び、仏壇の引き出しに保管していたとのこと。ひとしきり思い出話をし、すっかり落ち着いている娘さん夫婦にひと安心した。

施設で看取る場合、看護師は家族・職員のコーディネートの役割を担う。揺れに寄り添いながら自然な、また、その方らしい最期に立ち会いたい。いつもそう思っている。

# 家族のつながり

60代の男性、山下さんが心肺停止で救命救急センターに運ばれ、窒息後の蘇生後脳症で緊急入院しました。奥さんと娘さんは遠方に住んでいて、入院中は病院の近くのホテルに滞在していました。

私たちは「家族が暗い表情のままでよいのか」と、日々模索しながらケアに当たっていました。

離れた場所から患者を見ているだけの家族に声をかけ、ベッドサイドに椅子を置きました。自宅近くで撮影した山下さんと奥さんの写真をベッドサイドに飾り、看護師が奥さんを促し、写真で身につけていたサングラスをご本人にかけました。家族は「元気な頃と変わりない。しゃべり出しそう」と喜んでくれました。

山下さんの足をさすっている娘さんに、看護師から足浴を提案しました。奥さんと娘さんは一緒に足を洗いながら笑い合っていました。

山下さんは亡くなりましたが、後で「夫のために何かやってあげた感を持てた」との手紙をいただきました。この手紙を読み、突然、死に直面した患者と家族のつながりを支援できたと思いました。

私たちは、その後、毎日カンファレンスを行ない、患者・家族の情報を共有するようになりました。

## 私服の下に

外来は、病状が安定している患者さんだけでなく、告知や化学療法を受ける人などさまざまだ。

大腸がん術後転移のある福本氏。化学療法を続けてきたが腫瘍が増大し、治療を継続するか緩和ケアを中心とするか選ぶ時期に来ていると伝えられた。

いつも夫婦で来ており、このときもいつもと変わらず淡々として見えたが、厳しい病状説明を聞いた直後で、心配になった。

福本氏が点滴中、一人で待合室にいた奥様に声をかけた。彼女は「どんどん弱っていく夫を見てつらかった。私が頑張らないといけないが……」と話された。私が「我慢せずになんでも相談してください」と伝えると、奥様は少し安堵《あんど》の表情を浮かべ、「声をかけてくれてありがとう」と言われた。私は、ご夫妻がこれまで、不安や苦痛を我慢しながら次の外来が来るのを待っていたのだと感じた。

外来患者は私服であり、外見からは病気を抱えていることさえわからないことがある。しかし、その下にはいろいろな苦痛を抱えているのだと思う。

常に話しかけやすい表情で接し、相手の言葉を待つのではなく、こちらから声をかけ、話しやすい環境をつくる。そんな、できることから始めたいと思う。外来で私服の下にある思いに気づく看護師になりたい。

# 美しい夕焼け

その患者さんは、私が病室を訪れた直後に亡くなられた。「私が部屋に来るのを待っていてくれたのかな？」。そう思いながら最後の処置を終え、見送った。

昼すぎ、ご遺族から病棟に電話が入った。手厚く処置したはずだったが、鼻から体液が染み出してきて困っていると言う。私は上司と相談し、自宅までうかがうことになった。

その患者さんは漁師で、自宅は漁港近くにあった。口数は少なかったが、入院中に私に普段の生活を話してくれたことを思い出した。と同時に、家族に怒られるのではないかと心配にもなってきた。

「よく来てくれましたね！」。その声で不安は一瞬に吹き飛んだ。家族の方はもちろん、患者さんまでもが歓迎してくれているようだった。

入念に処置を行ない、再び患者さんに別れを告げたのは、夕刻に差しかかる頃だった。

帰路、海岸沿いから今までに見たこともない、とても美しい夕焼けが見えた。

「奇麗だろう？　わざわざ来てくれてありがとう、な」。そんな患者さんの声が聞こえたような気がした。

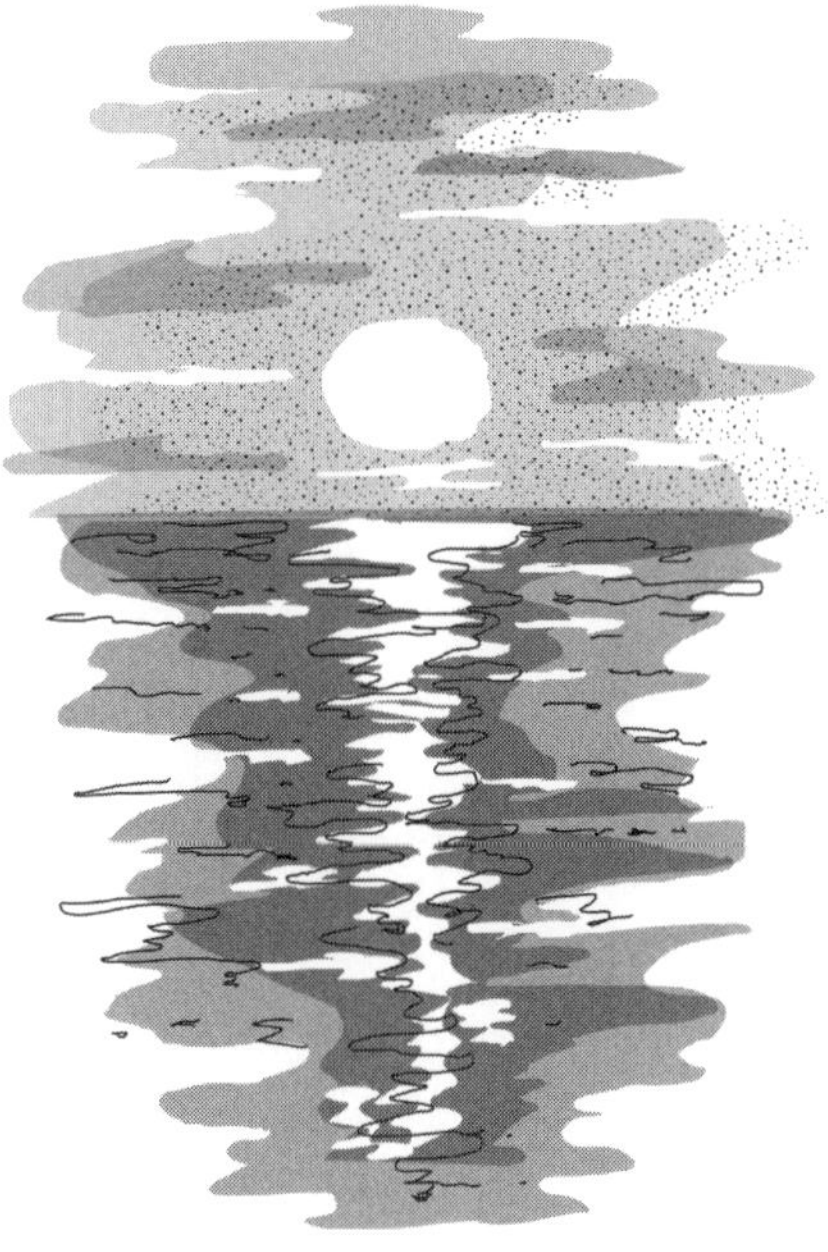

# 1分1秒

佐々木さんは、外来化学療法による副作用増強のため入院されました。副作用のつらさ、日々、増してくるがん末期症状による現実からの逃避が、医療者への不信感という自己防衛に変わっていったのでしょうか。入院当初から「このまま死を待つだけだから、何もしなくていい……」とスタッフの介入を拒否されました。

それでも私たちは諦め切れませんでした。「何かできることはないか……」。何度も話し合い、私たちが行き着いたのは佐々木さんが一番大切にしていた、たった一人の家族、ご主人と関わりを持つことでした。その結果、ご主人もまた一人で不安を抱えこんでいることがわかりました。

まもなく佐々木さんは最期の時を迎えて、退院して行きました。ご主人は幾度も私たちに感謝の言葉を述べて、一緒に帰って行きました。

私たちの急性期病棟では、亡くなる方について考える「デスカンファレンス」を定期的に開いています。佐々木さんのケースでは、もう少し早くご主人にアプローチし、ご主人の不安を受け止めることができたら、ご主人には佐々木さんの気持ちを受け止める余裕ができ、ご主人を通して医療者への不信感も軽減されたかもしれない。そんな総括になりました。

急性期病棟では生きるのに必要な1分1秒が足早に駆け抜けていきます。その同じ空間に、ターミナルステージの、違う意味で重い1分1秒も並行して流れているのです。そのことを常にかみしめる病棟でありたいと思います。

## 認知症の戦い

整形外科疾患で入院、手術をされた87歳の池田さんは、認知症を合併していました。痛みが和らぐと活動的となり、常に目が離せなくなりました。本、オセロ、おしゃべり、院内散歩。患者さんの関心がどこに向けられているかを考えながら、病棟全体で協力し、関わりました。意思疎通が難しいときでも、昔話、特に戦争の話題になると活《い》き活きとされる姿は大変うれしいものでした。

家族も交代で付き添ってくださいましたが、患者さんが夜も眠らず、大声を上げる姿にこれからの介護を不安に思う様子がうかがえました。私たちはその思いに寄り添えるようにできるだけ話を聴き、ねぎらいの言葉をかけました。

無事に迎えた退院の日、ご家族から感謝の言葉とともに本当にうれしい一通の手紙をいただきました。

『実際の看護は並み並みならぬ大変さと難儀なものでした。そんな中での皆様方のやさしい心に接し感謝と感動の毎日でした。一番苦しいとき、皆様方にお世話になったことは生涯忘れません。認知症との戦いは看取るまで続くと思いますが、この経験と力をもとに最期まで頑張りたいと思います』

認知症でも、その人の思いや望みを知ろうと関心を寄せ続けることが看護の原点であること、そしてストレスを抱える家族に寄り添う看護の大切さを、池田さんとご家族が教えてくれました。

# 背中を押して

茂野さんは膵臓がん末期の患者だった。強い意志を持ち、可能性がある治療を積極的に受け、がんと向き合ってきた。しかし、がんは進行し、自宅に帰るか転院するかの選択に迫られていた。

自宅では自信がないと奥様は言ったが、まず外泊へ。しかし、外泊から戻った茂野さんは、横になって天井を見ていることが多くなった。そんな茂野さんに家族への遠慮があるのを感じた私たちは、奥様ともう一度話し合いを持った。そして、茂野さんは棟梁として自分が建てた家に帰ることになった。自宅での茂野さんは、自分で彫った欄間の彫刻のこと、柱の材質についての説明等をうれしそうに話していたそうだ。寝るときは、ベッドは使わず、奥様が添い寝をした。

退院3日目の朝、椅子に座って大好きな煙草を吸いながら、眠るように逝った。

後日、奥様から「あのとき、看護師さんに背中を押してもらってよかった。夫と何年かぶりに一緒のお布団で寝て、笑顔を見ることができた。本当にありがとう」との言葉をいただいた。

家族が難しいと言っているのに在宅を勧めることに悩んだケースだったが、この言葉から力をいただいた。そして、患者の思いと家族の思いを同時に受け止める位置に立つことの難しさも感じた。

## オクラ

近藤氏は胃がんのターミナル期だった。幾度か入院を繰り返し、看護師に対し強い言葉で話すこともあると聞いていた。看護のチームは違っていたが、なぜか私の中に近藤氏への苦手意識が生まれていた。

ある日、私は近藤氏の部屋持ちとなり、訪室した。近藤氏は大事そうにお腹に何か抱えていた。「それは何ですか」。尋ねると、近藤氏は小さな植木鉢を取り出した。「オクラ。

育ててんねん」。そこには本当に小さな小さな芽が一つ顔をのぞかせていた。

今度は付き添いの奥様が言った。「ちゃんと実ができたら看護師さんにあげないとね。たくさんいるから足りるかな」。近藤氏も穏やかに微笑んだ。そのときから苦手と思う感情が消え、訪室のたびにオクラの育ち具合やいろいろなことを話すようになった。

ある準夜※、症状が悪化し、鼻腔からチューブを再挿入するため主治医と私は訪室した。主治医が説明すると、近藤氏は「帰る、帰る」と何度もベッドから立ち上がろうとし、結局、挿入することはできなかった。

説明のため主治医と奥様が退室し、私は近藤氏と二人きりになった。黙ったまま近藤氏はベッドに座り、私は隣で同じ目の高さでしゃがみこんでいた。何分かたって近藤氏が立ち上がろうとした。私は「足が浮腫《むく》んでいて一人で立つのは危ないです。帰りたいですよね。でも今は私と一緒にここで奥さんを待ちましょう」と声をかけた。近藤氏は私の肩に手を置き、今までで一番穏やかな表情で微笑んだ。

次の日、近藤氏の強い希望で退院となり、その翌日、自宅で奥様に看取られ亡くなった。それから2カ月。奥様から封書が届いた。開くと「約束していたオクラです」との手紙と、黄色の花と実がなったオクラの写真が入っていた。夫の死後も大切に苗を育て、実を結ばせていた。

私は写真に見入った。奥様がそうであったように、患者さん一人一人との思い出や、患者さんが大事にしている物を一緒に大切にしていくよう携わっていきたいと思った。

※準夜勤。夕方から深夜の勤務

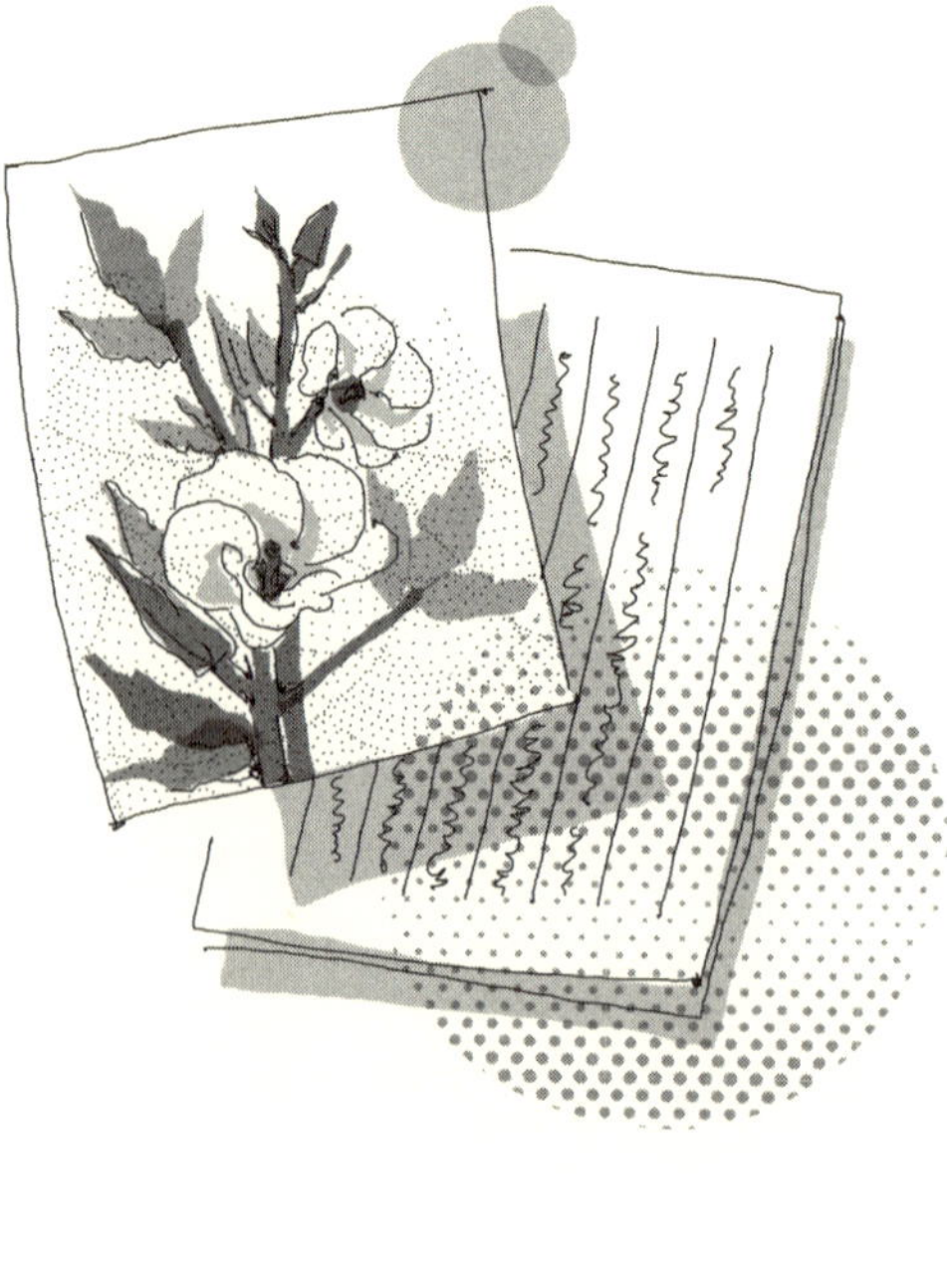

# 第3章　「寄り添う看護」の大切さ

# 手作りケーキ

胃がん術後でターミナル期の渡辺さんは、長期間の絶食を余儀なくされていました。水分だけの日が続き、表情は暗くなる一方でした。

ある日、私が副師長の業務を終えて休憩室に戻ると、数人のスタッフが縫い物をしていました。

「何をしているの？」

「渡辺さん、もうすぐ誕生日なんです。食べられないから、せめてこのケーキでお祝いしようと思って」

フェルトでケーキを作っているのでした。こうしたほうがいい、あれがいいと話は止まりませんが、イチゴがのっているおいしそうなケーキが、どんどんできていきました。

誕生日当日、師長をはじめ、スタッフが病室にフェルトのケーキを持って集まりました。渡辺さんは「ありがとう。本物みたいで食べられそう」と、笑顔で涙ぐみながらケーキを見つめていました。

記念撮影をして、「HAPPY BIRTHDAY TO YOU〜」と歌い、お祝いしました。さらに主治医に特別許可をもらい、栄養士に頼んで本物の小さなケーキを作ってもらいました。渡辺さんは食べて、とても喜んでいました。

「患者さんのために何ができるか」。みんなで一生懸命考え、行動に移せたことは本当に素晴らしいと思いました。

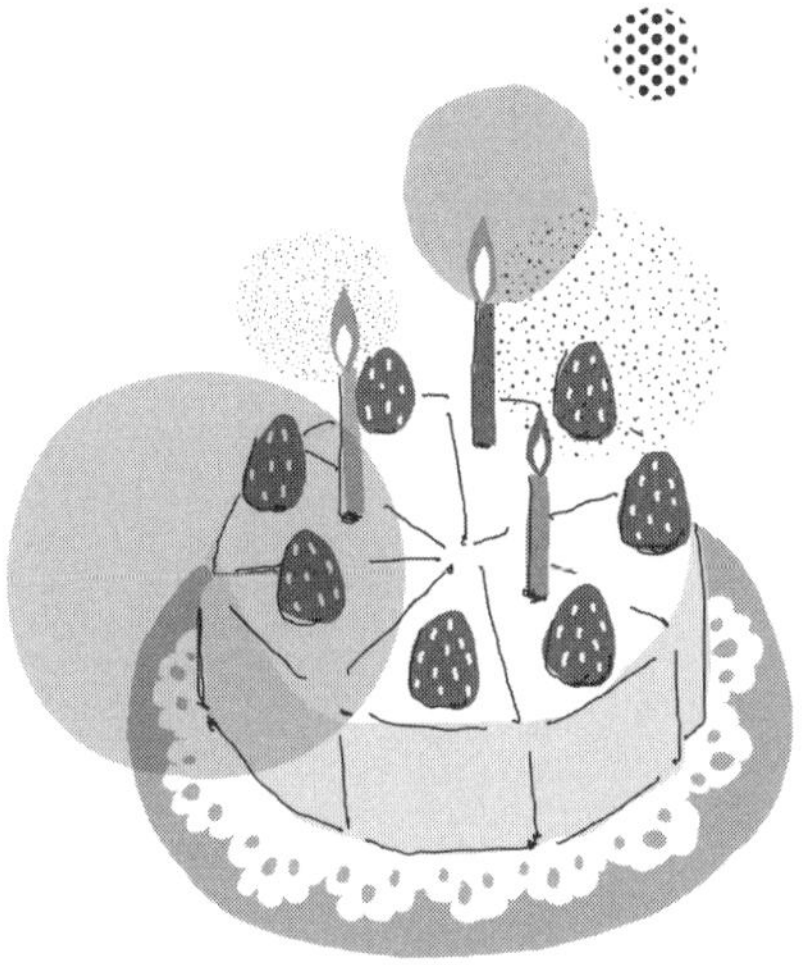

# 誇れる同僚

母が白内障の手術のため、自分が事務職として勤めている済生会病院に1週間ほど入院することになった。息子からすればわずかに1週間なのだが、母の顔には慣れない入院生活に不安の色が浮かんでいた。

入院するとき病棟の若い看護師さんが、「大丈夫ですか？　急に知らない所で一人きりになって……個室はかえって寂しくなるものですよ。もし家族の写真などがあれば、安心できるかもしれませんね」と、母に優しく声をかけてくれた。その言葉を聞いて、私は〝フォトフレーム〟という写真をたくさん見られるものが家にあったことを思い出した。早速、探し出して家族の写真を何枚も入れ、母の病室に飾った。

「お母さんは、よく写真を見ていらっしゃいますよ」と、担当の看護師さんが私に教えてくれた。また、母の様子を看るときには、部屋の温度を調節してくれたりもしてくれた。1週間が過ぎて退院するとき、「この病院にしてよかったよ。看護師さんの気遣いがとてもありがたかったね〜」と、母がしみじみと言っていた。

職員の家族だから特別というわけではないようだ。母が退院後に眼科を受診したとき、待ち合いで他の患者さんも同じような感想を言っていたからだ。このような、患者さんへの心遣いが自然にできる〝なでしこナース〟を、同じ職場の同僚として誇りに感じた。

## 先輩のメッセージ

いつの間にか、看護師になり13年がたっていました。ベテラン看護師といわれてもおかしくない経験年数です。

新人の頃、私にはあこがれの先輩がいました。先輩の何にあこがれていたのか、今、考えてみます。

「根拠と思いやりのある看護実践能力」「自己研鑽し続ける姿勢」

この二つだったように思います。そして「看護師はベテランになっても学び続けることが大切」と、口癖のように言われていたことも思い出しました。

新人の頃に抱いた「先輩のような看護師になりたい」という熱い思いが、今の私に強く働きかけ、行動させせました。看護実践指導能力を身につけるため、大学院進学を決意したのです。

ワークライフバランス（ＷＬＢ）の制度を活用し、働きながら学ぶことを選んだのですが、決して楽ではありませんでした。しかし、学んだことをすぐリフレクション（内省）し臨床で生かせることが学ぶ喜びとなり、学ぶ原動力へと変わっていきます。

ＷＬＢを活用できるのは、一緒に働いているスタッフの支援があってこそだと実感しています。この恵まれた環境に感謝しながら、13年前の先輩のメッセージ、「看護師は学び続ける専門職」に向けて前進していきます。

## 見送りサプライズ

患者小松さん、50代女性。右胸のしこりを見つけて受診。「なんとか乳房を残せませんか」と主治医に訴えたが、検査の結果、右乳房に2カ所腫瘍が見つかり、温存術ではがんを取り残す可能性があると伝えられた。

小松さんは泣きながら「50年間付き合ってきた胸だよ、寂しいね、まともな人間じゃなくなる。でもがんが残っても困るし仕方ないよね」と、揺れ動く気持ちを話した。私は、小松さんが右乳房全摘術を選択したつらい思いを、入院当日、病棟看護師に伝えた。

手術日の朝、病棟看護師から小松さんの気持ちが高ぶっていてどうしたらよいかと連絡が入った。急いで病室を訪ねると、手術着に着替え、今にも泣きだしそうな小松さんがいた。私は病棟看護師と共にゆっくり気持ちを聞いた。小松さんは、手術の怖さや右胸がなくなることを想像すると、胸が締めつけられそうになると言う。しかし、話していると次第に落ち着きを取り戻し、「でも再発はしたくないし全部乳房を取ることでいいと思う」。

入室時間が迫った頃、小松さんの部屋に次々と病棟看護師が集まってきた。皆、口々に「小松さん頑張って」と伝えた。小松さんは「えー、うれしい。こんなサプライズ。なんか力が湧いてきた」と、夫や病棟看護師に見送られ、手術室へ歩いて行った。

術後、小松さんの部屋を訪ねると、「あのときはうれしかった。この病院に来てよかった」と言ってくれた。私は、病棟看護師たちが打ち合わせもなく自然に集まってきた光景を思い出し、患者さんを支えたいという純粋な気持ちの看護師たちを誇りに思った。私もまた頑張ろうと気持ちを新たにして、小松さんの部屋を出た。

## まっすぐな道

済生会の別の病院のＩＣＮ（感染管理看護師）であるＴ師長との出会いは、地域連携合同カンファレンスだった。感染対策についての豊富な知識と的確な助言、コメディカルとやりとりする姿は活《い》き活きとしていて、スペシャリストとしてのあこがれを抱かせた。何より後輩や患者さんにとって頼れる存在であることを心強く感じた。

そんな姿を見て私は、漠然と思っていたＩＣＮへの道を意識するようになった。しかし、さまざまな不安がよぎる。そんな中、済生会コラボレーション部会に一緒に参加する機会があった。Ｔ師長は自分の苦労や、家族と離れて1年間勉学に励んだこと、そしてＩＣＮになるまでには、将来のことを考えて周りの人に決意と熱意を伝え、協力してもらうことの大切さを示してくださった。

私は、後ろ向きだった自分の気持ちが少しずつ前向きになっていくのを感じた。常に向上心を持ち初心を忘れないＴ師長の姿には、人として看護師として敬服できる。

周囲をとりまく清潔な環境と雰囲気……これらこそ「感染」に対する確かな安全装置である、とナイチンゲールは言った。これからも先達に学び、受け継いでいく基本的な心構えを忘れないように前進していきたい。

## 言葉の壁

救急医療に興味があった私は、友人の紹介でＪＰＲ（日本国際救急救助技術支援会）という組織について知り、現在支援中であるカンボジアに行ってきました。最初の意気込みと裏腹に、現地に着くまで心配は尽きませんでした。彼らに何を教えればよいのだろう……。それ以前に、お互い英語もできない状況でどうやって伝えればいいのか……。

カンボジアでの活動の初日、そんな不安を抱いていた自分が恥ずかしくすら思えました。彼らの救急救助技術を学びたいという姿勢、熱意は、言葉の壁をも超えるものでした。言葉が通じなくても、彼らは私たちの動きを見て、伝えたいことを感じ取り、たった数日で自分たちの技術、知識として身につけられるようになっていました。

カンボジアでは、信号機の整備も進まず、ひとたび事故が起こると重症外傷が多く、現場での高い救助技術が求められます。彼らの〝人を助けたい〟という熱い思いと、がむしゃらに学ぶ姿勢に、驚き、感動しました。同時に、同じ救急救助に携わる医療者にとって〝人命救助に言葉の壁はない〟とあらためて感じ、逆に学び多き「支援」となったのでした。

## 職種が違えば

近年、多職種の連携がクローズアップされています。

昨年、当透析センターにおいても、看護師と臨床工学技士との協働業務に取り組みました。以前から同じフロアで業務していた者同士だったので、なんとなくお互いを理解し合えていると考えていました。けれど、役割・視点についての勉強会をしてみると、同じ透析医療に携わっていても、患者さんを捉える視点が異なっていることを強く感じました。

しかし、お互いの違いがわかったことで、患者さんに透析を安全・安楽に受けてもらうという共通の目標には、互いの専門性を尊重し補完し合うことが重要だと気づきました。その後の協働業務では、双方がそれぞれ専門的な知識を持って意見を交換する機会が増えました。他のスタッフからも、以前よりコミュニケーションが図りやすくなったという声が増えました。

今では専門性の部分だけでなく、スタッフの急な欠勤への応援などでも協働業務が発揮され、確立されたものになっています。

今年度は、新たに栄養士との連携に取り組んでいます。同じ目標を持って、まずは互いの専門性への理解を考えていきたいと思います。

# ワンコの写真

「ねえ、ねえ、ちょっと手伝って」と看護師さんが事務のほうに訪ねてきました。「何？」と聞き返すと、「実はね」と話が始まりました。

「この前、ホームレス巡回健康相談に行ったとき、要入院の人がいたの。その人ワンコ飼ってて『この子をおいて入院するなんてできない』って拒否してたの。そのうちにワンコが死んじゃって、渋々、入院することになったんだけど、ものすごく落ち込んでて。で、思い出したの。もっと前の巡回のときにワンコの写真を撮ったのを。探したらあった！」

彼女の手には、犬かどうかわからないくらい不鮮明で小さな写真がありました。

「これ、大きくしてあげたら、ちょっとは元気が出るんじゃないかな」

写真は、データが残っていないので、そのまま拡大したいとのこと。コピーでどこまで出るかな、と思いながら拡大してみると……粒子は粗いながらも紛れもなくワンコの姿！

「やった あ!!　これ、ラミネートしてあげたら喜ぶと思わん？」。本当にこぼれんばかりの笑顔で戻っていきました。

ああ、看護師さんってこんなふうに一所懸命、患者さんのことを考えてくれるんだ。私までうれしくなりました。

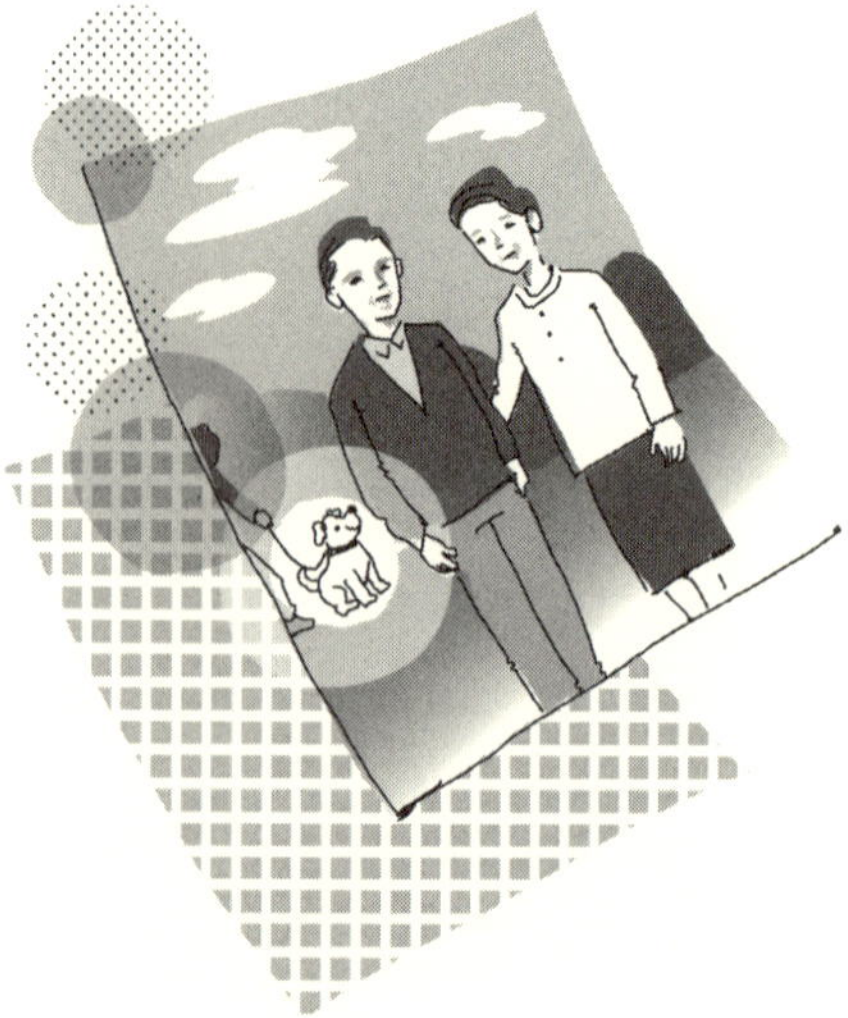

## 「笑顔がいいね」

「看護師さんって素敵な仕事」。小さい頃からずっと、なんとなく思っていたことです。その単純な憧れだけで看護学校に進みました。でもすぐに、勉強が難しくて心が折れました。正直に言うと成績も悪かったです。私看護師に向いていない、ちゃんと働けるかな？　そんな不安いっぱいの私に大学の先生は今の病院を紹介してくれました。

新人オリエンテーションのとき、看護部長の挨拶に「この中に看護師に向いてないって思っている人はいませんね」って言葉がありました。目を伏せました。

救急病院の忙しさは、じっくり患者さんと関わりたいって思っている私には向いていない。看護師辞めたい。働いていても、そんなことを考えるばかりでした。

働きだしてやっと1年がたちました。本当のことを言うと、1年も続けられないって思っていました。そんな私が今も続けられているのは、この職場の看護師さんがかっこいいから、あこがれている看護師さんと一緒に働けているから。

私なりに頑張れるところは頑張って、何もわからなかった初めの頃と比べると、患者さんを〝看られる〟ようになったと実感でき、仕事の中に楽しみも持てるようになりました。「そこに気づけるようになったのは偉い偉い、大丈夫」って褒めてもらえたりもします。まだ時々ため息をついたりもしますが、患者さんに名前を覚えてもらったり、先輩からちょっと良いように言ってもらえたり、そんな些細なことでも喜びを感じます。

この間、この病院を私に紹介してくれた先生が会いに来てくれました。「笑顔がいいね」って……私、仕事が楽しいです。この病院が好きです。「看護師さん」になってよかったって思えています。先生、この病院を紹介してくれてありがとう。もうちょっと頑張ってみます。

## 成長の瞬間

手術室の看護師長は、今日の手術予定表を見ながら〝緊急オペが入ったらどうしようかなぁ〟……と担当看護師の選出について考えていた。しばらくして〝よし、Oがいる、これで安心や〟と独り言をいった。偶然、その独り言を耳にしたO看護師は眼を輝かせ、期待されていると実感した。

看護師長の信頼を得る前のこと。卒後2年目のO看護師は、先輩の指導を受けながら手術室看護の習得に向けて頑張っていた。初めて迎えた独り立ちデビューの日。しかし、泌尿器科手術の準備から直接介助まで、担当医師の評価は散々だった。ひどく落ちこんだ。指導の男性看護師から、その手術の振り返りを促され、改善点・注意点を丁寧にチェックして2度目にチャレンジ。なんとか手術の要領を得ることができた。

3度目、手術が終了したとき泌尿器科部長から「今日は100％完璧や」と肩をたたかれた。彼女の頑張りが認められた。何物にも代えがたい喜びと仕事をしたという達成感に、力がみなぎる瞬間だった。人を成長させる瞬間がそこにあった。

そして、泌尿器科部長は指導者の男性看護師にも「君の指導が素晴らしかったからや」と声をかけてくれた。

O看護師は後に「課題達成のために努力したことは報われるという実感を得た、忘れられない貴重な体験」と振り返ったが、そのことをきっかけに彼女の眼は輝き、自ら進んで手術室の業務内容を吸収しようとする姿勢が見られるようになった。他の看護師にも良い影響を与えているように感じられ、看護師長は「O看護師はこのごろしっかりしてきたなぁ」とその成長ぶりを喜んでいる。

## あなたを目指す

中学2年生の初夏、いつものように友達と話をしながらの帰り道、突然、嫌な予感がして急いで家に帰った。家の中は静まり返っていて、とても暑かった。

大きな声で「ただいま」を言うが、返事がない。部屋に入ると、床に倒れている母を見つけた。私はなぜかとても冷静で、救急車を呼び、保険証を用意し、別居している祖母に連絡をした。

救急車で祖母と向かった病院は偶然私の祖父がお世話になった病院で、顔見知りの看護師Aさんがいた。しばらくしてAさんに部屋に入るように言われた。覚悟はしていたが、呼ばれるのが早くてドキッとした。もう何も処置は行なわれていないだろうと思いながら部屋に入ると、医師が懸命に心臓マッサージをし、たくさんの看護師がそれをサポートしていた。

きょとんとしている私にAさんが「お母さん、頑張ってるから！　妹さんが来るまで私たちも頑張るからね！」と言った。私に妹がいると聞いたAさんは、妹が到着するまで心臓マッサージを続けてもらえるよう、医師にお願いしてくれたらしい。

おかげで、最期まで頑張っている母の姿を妹に見せることができた。私は医師と看護師に深々とお礼をした。するとAさんは「あなたのお母さんは子どもが大好きだった。たくさん愛されて育ったでしょう。こんなにいい子に育ったのね。お母さん、喜んでいると思うわ。でも今は頑張り過ぎないでね」と言って、私の肩にそっと手を置いた。

泣いていいのだと思った。変に冷静だった私はここでやっと涙があふれた。そして、私の心は救われた。あのときのAさんの懸命な対応とやさしい言葉に。

「Aさん、私は今、看護師を目指しています」

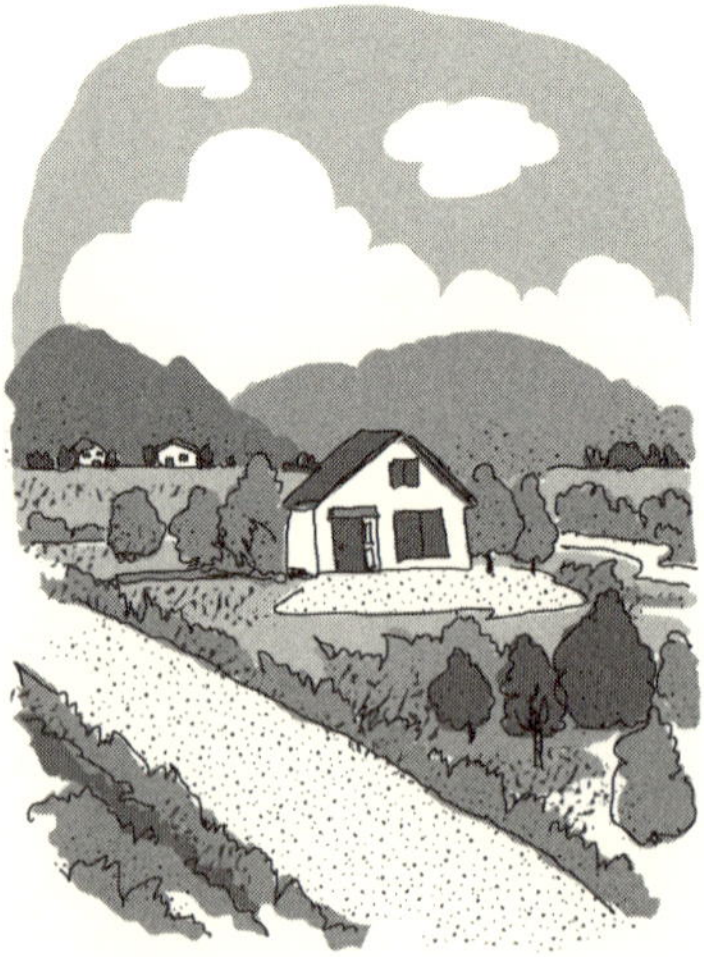

# 地域連携図

ある日、患者のカンファレンスに同行した。私は今年、入退院在宅調整室に配属になった看護師である。部屋には、医師、皮膚・排泄ケア認定看護師、ケアマネジャー、訪問看護師、ＭＳ（医師事務作業補助者）、外来看護師、ソーシャルワーカーがいた。

対象は「褥瘡（床ずれ）手術を日帰りでしたい」と言う独居高齢者の外来患者。医師が話し出す。「独居だし、日帰りだと出血が心配」「こだわりのある患者さんだけど、手術の受け入れ大丈夫？」「うつがある。外来で大丈夫？」。いろいろな話が出る。最終的に入院で行なうことになる。

術後のケアの質問が出た。認定看護師の説明はわかりやすく、時間がたつのも忘れていた。各自それぞれの立場から患者の情報を交換し、住み慣れた地域で生活するにはどうしたらよいか、意見が飛び交う。皆の気持ちが一つになる。知らない患者が、昔から知っていたかのように思えてくる。

「入院は、この退院後のベッドでどう?」。今度は調整室で話し合う。当院は入退院調整と在宅支援が同じグループで働いている。情報はベッドコントロール※までつながっていく。

本で見た地域連携図が私の頭の中で確実なものになっていく。「これが在宅支援か」。今、仕事が楽しい。

※病床を効率的に運用するための管理。

## チーム・看護

新人ナースの頃、患者さんに満足していただける技術のない自分自身がふがいなく、気持ちが沈むことがありました。そんなときです。訪室した際、患者さんが声をかけてくれました。「朝、あなたの顔を見るとほっとするよ」。この、たった一言に救われたことがありました。

別のときです。突然の心肺停止から蘇生できたのに、何日も意識が戻らなかった患者さんがいました。婦長さんは「脳波は音に反応を示しているのだから、しっかり声をかけて看護しよう」と、私たちの気持ちを奮い立たせてくれました。

しばらくして、患者さんが「瞬き」で意思表示をしていることがわかり、婦長さんは大粒の涙を流したのです。私はつい、「鬼の目にも涙ですね」と言ってしまいました。一緒にいたスタッフみんなが大笑いし、そして泣きました。

あれから、二十数年。私は「師長さん」と呼ばれています。相変わらず患者さんに励ましていただくことは多いのですが、自分が患者さんに良い看護を提供したいとばかり思っていた新人の頃とは違うことが一つあります。経験の中からチームとして看護する喜びを知ったことです。

業務で息つく間もない日々だけれど、あのときの婦長さんのように、スタッフと看護する喜びを分かち合える瞬間を探して全力疾走しています。

# 若い折り鶴

「英子さんの状態が金曜日から変わり、とても落ちこんでおられます」

月曜日の朝、深夜勤の看護師から報告を受けた。退院を前に、どうして？　ざわつく心境で、足早に部屋に向かった。

「何が起こったのか自分でもわからないの」。英子さんは訴えた。「土日は涙も枯れるほど泣き、主人も途方にくれてました」

患者さんは時に感情を抑えられなくなることがある。「お話ししてみてください」。英子さんは、曇った表情でつらい胸の内を切々と語られた。病気の話、行く末、家族の話……ひとしきり終えると、声のトーンが少し明るくなって、突然、「でもね、師長さん」と話を変えられた。

「手術前にね、朝起きたら折り鶴が置いてあって、『手術がうまくいくようお祈りしてます』って書いてあったの。若い看護師さんがそっと置いていってくれたのよ。こんな病気になったけれど、涙が出るほどうれしかった」
英子さんが指さす先には、ご家族が折った千羽鶴に交じって、その折り鶴があった。
若い看護師の思いが伝わってきて、胸が熱くなった。

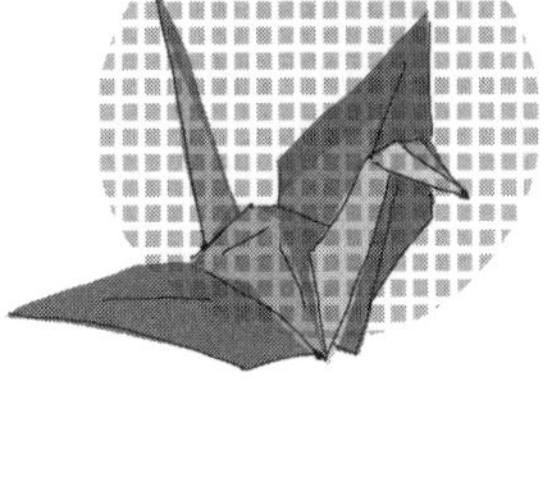

## 災害ナース

平成23年3月11日を、私は決して忘れない。

救急看護認定看護師だった私は、「何かしたい」と、当然のように日本看護協会の災害支援ナースに登録。大阪にある当院の全面的なサポートを受け、宮城県石巻市に入った。

被災地という場所に初めて入った私が派遣された所は、港にほど近い避難所だった。蛇口のついたゴムプールに貯水された水で手洗いし、壊れた仮設トイレが半数以上もあった。ヘドロが悪臭を放つ。劣悪な衛生環境に、これが先進国である日本の姿かと大きな衝撃を受けたことを、今でも鮮明に覚えている。

しかし、いったい何の役に立ったのだろうか？ 3日間で十分な支援ができたのだろうか？ 意気揚々と被災地に入ったにもかかわらず、多くの疑問符を抱え、達成感もなく、申し訳なく、恥ずかしい思いで帰路に就いたことも覚えている。

あれから5年。少しずつ気持ちの整理を行ない、時には自分を奮い立たせながら、今でも災害看護に携わっている。支援ナースの経験をもとに、できるようになったことがある。まだできていないこともある。

しかし、これだけは自信を持って言える。救急看護認定看護として私の使命は、東日本大震災の教訓を次世代に伝えること、風化させてはいけないことだと思う。

## 終わりのないゴール

入院される方は、誰でもどこでも急変する可能性があります。病院の職員はそのことを想定していなければなりませんが、急変時への対応には、なじみのない職種もいます。そんなとき、当院では有志の多職種で構成される急変時対応チームが窓口となっています。

チーム発足から8年。構成員は随時交代するものの、医師、看護師、臨床工学技士、放射線技師、運動療法士、栄養士、事務員などが一丸となり、自分たちでシステムを構築し講習会を開催、慣れない部署へのサポート等を実施しながら、チーム自体も成長し続けています。

粗削りで、まだまだ未熟なチームです。〝縁の下の力持ち〟であり、けっして活動は派手ではなく、称賛されることもありませんが、〝ただ患者さまの安全のために〟を真剣に考え、知恵を振り絞り発信していく姿は私にとってまぶしく、頼もしく映ります。

組織をより良くするために考えて行動する。その当たり前の行動がチームを強くし、ひいては組織を発展させるパワーになるのだと私は確信しています。現状に甘んじることなく、私も心強いチームに刺激を受けながら、終わりのないゴールを目指していきたいと思います。

## ぴよぴよさん

気管支の腫瘍が増大し、気管支がほぼ完全閉塞状態の患者さんがいて、ある日、突然、看護師の目の前で顔色が真っ青になり、窒息状態となったのです。背中をさすってもたいても改善しません。何人かの看護師があわただしく行きかう中、突然、患者さんが咳をして気道閉塞が解除、元に戻ることができました。

患者さんは窒息後でも意識は清明でしたが、看護師は、いつまた窒息するかわからない不安の中で看護ケアに当たることになりました。看護師は自分たちで話し合いました。

患者さんは末期、再び窒息は起きる。それを前提にどう対応するか。そして、看護師1人は必ず患者さんに寄り添い、離れないこと、遠慮なく他の看護師を呼ぶこと、一人で看るのではなく、病棟の看護師全員で見守っていこうと決めました。

その2日後、患者さんは永眠されました。そのとき対応した看護師は3人でした。

今でも思い出すのは、死と向き合う患者さんが「ぴよぴよさんが来てくれてね。話を聞いてくれる」と笑顔で病棟看護師に話されたことです。当院では、新人看護師のネームにひよこの絵の缶バッジがついています。新人看護師も含め、みんなが患者さんのそばにいてくれたことに、病棟師長として感謝しています。

## 最期まで

福祉の世界における看護師の役割が何もわからないまま特養に入職しました。仕事をしてみると、想像以上に高齢者と関わることが楽しく、一人一人最期まで落ち着いて関わることができることに生きがいを感じています。

その半面、医師が常勤していないため、いつもと違うと言う介護員さんの気づきに耳を傾け、小さな傷の対応から命に関わる重大なことまで、判断力が問われる日々です。

認知症はもちろん、健康面のほんの少しの変化が、病院と違って裏付けになるデータがすぐに手に入らないため、経験と直感が大切になります。そのため、日ごろ関わる介護員さんと連携し、看護に当たっています。そのチームワークと多職種連携は素晴らしいものですが、この魅力を感じるまでには時間がかかりました。

今は、多職種連携と世の中の意識も変わって理解も深まり、施設は入職当時より高齢者にとってより良い生活の場になってきていると感じています。

「何事にも立ち向かう強い心を持ち、今このひとときを大切に生きます」。これは中学校の立志式のクラスの言葉です。この言葉に励まされ、入職して29年を迎えています。

# 今日という1日

1年前には考えることができなかった、今日という日が、今、確かに、この病院にあります。

なかなか就職が決まらず、新年度が始まる直前に採用してもらいました。急性期の病院で働けることが本当にうれしく、しかし不安の中で、新人看護師としての人生が始まりました。

緊張のあまり、自信をなくした日もありました。しかし、今日までなんとかたどり着けたのは、周りの皆さんのおかげです。

時間がかかっても温かく見守ってくれた先輩。真剣に指導してくれた先輩。疲れても笑顔で振る舞う先輩。励ましてくれた課長、医師。そして、ともに進んできた同期。

このたくさんの感謝の気持ちが、私を勇気づけ、支えてくれたことに気づきました。

今の私には、まだ褒められる点はありません。でも、この気持ちを宝に一歩一歩、歩いていけば、きっと、成長できると確信しています。

そして1年たった今、強く思います。私は、この病院が好きです。

## 贈る言葉

緩和ケア病棟が開設され、3年目を迎えました。振り返ると、ここまでの道のりは決して簡単ではありませんでした。

患者さんとご家族にどう関わればいいのか。看護とは何か。人としてどうあるべきか。これほどまでに悩んで、考えて看護に当たったことがあっただろうか。

しかし、確信しています。日々、悩み、考え、今日まで歩んできたことが、確実に私を成長させてくれていると。そして、それは患者さんとご家族、支えてくれた緩和ケア病棟のスタッフのおかげです。

悩んだとき、いつも手を差し伸べてくれるあなた。

つらいとき、悲しいとき、一緒に泣いてくれたあなた。

悔しくてどうしようもないとき、黙ってずっと話を聞いてくれたあなた。

うれしいとき、ともに喜んでくれたあなた。

すべてに感謝です。そして、支えてもらうだけでなく、今度は私も支えていけるようになります。

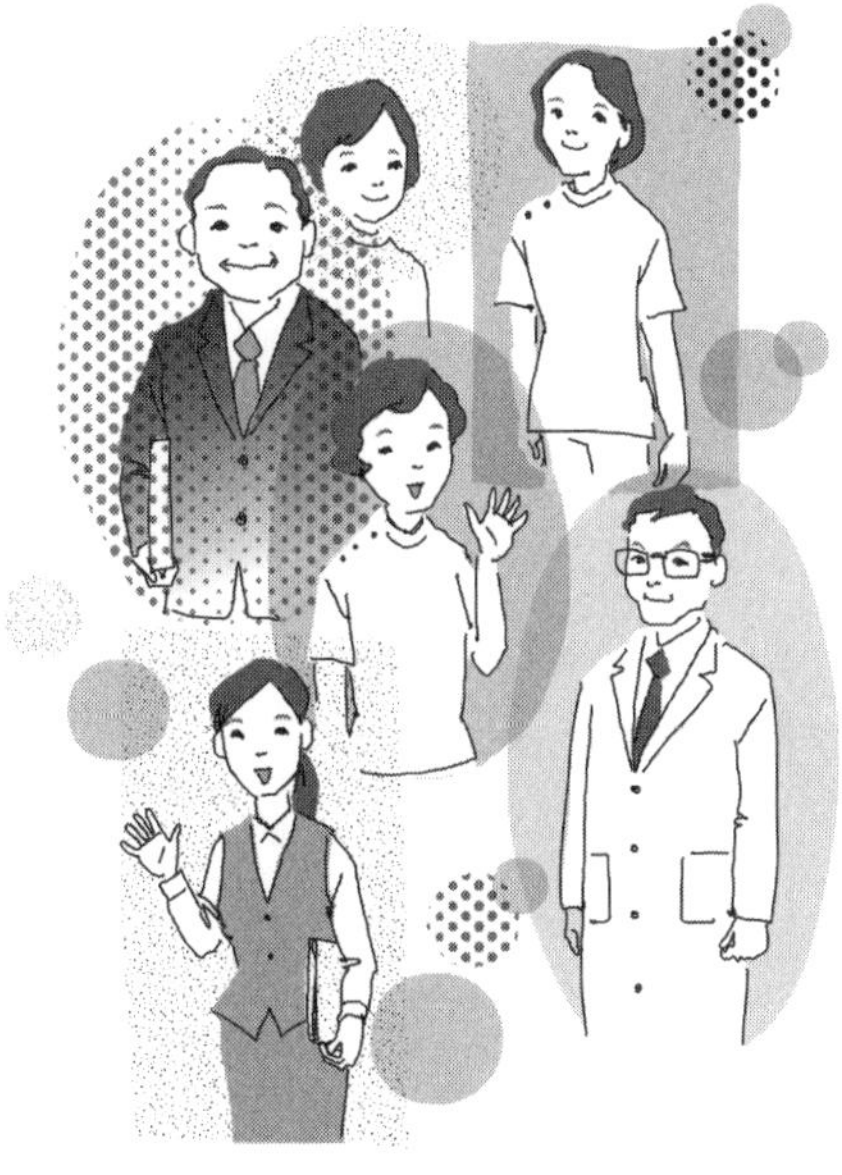

# 第4章 「家族の絆」に感謝する

# ママのように

2年ほど前のことです。仕事の帰りが遅くなることが多く、子どもの学童保育へのお迎えもいつもうちが最後でした。家に帰ってからも、子どもの話にゆっくり耳を傾けることすら忘れてしまっていったように思います。

2人姉妹の5歳の妹は、毎日、訳もわからず愚図っては、私に何かぶつけてきました。子育てに自信をなくし悩んでいると、今度は10歳の姉からもSOS……少し自分の仕事の環境を変え、頑張って子どもとの時間を取るようにしました。

それから10カ月くらいして娘が2分の1成人式を迎えました。私はドキドキして学校の式典に出席しました。娘は人前に出るのが大の苦手、参観日でも一度も手を挙げたことのない小心者なのですが、その日は壇上で堂々と発表してくれました。

「私の将来の夢は看護師さんです。ママはいつも遅くまで仕事をして大変そうだけど、ママのような看護師になりたいです」

私の姿を見て何かを感じ取ってくれていたんだなあ。看護師を続けていてよかったなあ。涙が止まりませんでした。

## 天職

私の母は、子どもが3人いても仕事を辞めずに、看護師としてずっと働いています。私は幼い頃、毎日、母とともに病院の保育所へ通っていました。しかし、母は毎日忙しく、私はどうしてそこまでして働いているのか理解できませんでした。ある日、私は母に尋ねました。

「どうしてそこまで頑張っているの?」

すると、母はこう言いました。

「あなたたちのため。それとね、患者さんが待っているから、頑張らないと!」

そんな母の姿を20年以上見続けてきた私は、看護師になることを選びました。どんなに仕事が大変でも、患者さんから感謝されるありがたみや、やりがいが実感できる素敵な職業だということを、母を通して知った気がします。だから私も看護師に就くことができたのだと思います。

子どもが3人いて、ただでさえ大変なのに「看護師が天職だ！」と言って、微笑んでいる母を私は尊敬しています。そんな母のようになりたいと思います。そして、自分に子どもができたとき、同じように尊敬されるような人になりたいと思います。

## パパの育休

妻が2人目の子を妊娠中、私は不安の言葉を漏らしてしまいました。「出産のとき、この子をどうしよう。今回は立ち会い出産は難しいね。産後、一人で2人の面倒を見ていけるかな」

身近に頼る人はなく、妻が言いました。

「育休を取れたらいいのにね」

男性の私からすると、周囲では女性の出産育児休暇しか知らず、自身の病棟も決して人員が潤っているとはいえない状況で、男性の育児休暇は全く想像していませんでした。しばらく考え、上司に相談してみました。前例はなかったのですが、スタッフの理解も得られ、1カ月取得することができました。

育休はあっという間でしたが、出産直後の一番大変な時期に、家族に寄り添うことができました。子どもたちと日々触れ合い、成長する姿を間近で感じることができました。家族の絆がより深くなった気がします。

私を前例に、これからは男性看護師も堂々と育児休暇が取れて、より働きやすい職場になっていくよう努力するつもりです。

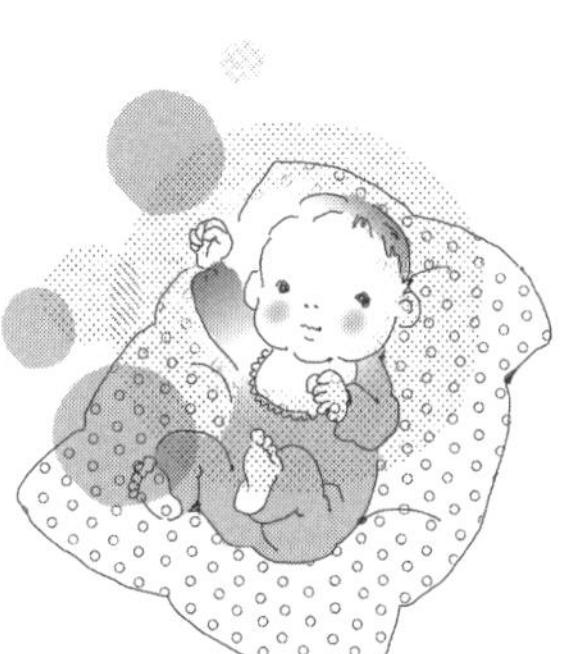

# 笑顔のガッツポーズ

1年前、義理の父が体調不良を訴えて入院しました。検査の結果、がんが転移。余命いくばくもなく、立つことも困難な状態になりました。義父にがんの告知はしましたが、予後のことは話していません。そんな中、義父は自宅に帰りたいと訴えました。しかし、家族は「入院しているほうが1日でも長生きできる」などと在宅には疑問です。

私は最後の願いを叶えてあげたいと思い、少ない時間を一緒に過ごせるよう家族を説得しました。その結果、家族全員で看取ることとなり、病院側もすぐ往診医、ケアマネジャーを紹介してくれ、2日後に退院となりました。

退院のことを伝えると義父はガッツポーズをしていました。その素敵な笑顔が今でも忘れられません。

退院後は私も自宅で世話をし、私が仕事のときには訪問看護師、介護士が来てくれました。義母もなんとか乗り切ってくれ、孫たちとも一緒に過ごすことができました。そして、私が休みの日に急変し、家族全員がそろったときに義父は息を引き取りました。自宅での看取りを通じて家族が一つになれたと思います。そして、何より看護師でよかった。家族からも「看護師がいなければ、家に帰りたいという願いも叶えられず後悔したと思う。心強かった」と感謝されました。目の前で看護師の大変さを見た夫ですが、「これからも仕事を続けてほしい」と言いました。もちろんです。

## 祖母の臨終

先日、私の祖母が97歳で他界した。一度も入院をしたことがなく、自宅での介護の後の看取りだった。忙しかった母に代わり、私を育ててくれた優しい祖母だった。母は50年近く姑に仕えた。良い思い出ばかりではなかったと思うが、実母よりも長くそばにいた姑への思いは強く、在宅という選択を自然にしたようだ。

息を引き取った際、祖母のベッドを囲んで叔父たちは、涙を浮かべながらも「97までよう頑張った」と笑顔だった。そのそばで叔母たちは、「兄さん、姉さん、長い間ありがとう」と、私の両親に感謝の言葉を重ねた。温かな空気でいっぱいだった。

人の生も死も本人のものだけでなく、家族のものだと思う。臨終の場では、ベッドを囲んだ家族みんなが祖母を思い、そして長く世話をした者への家族同士のねぎらいもあった。「良い最期だったね」と言ってもらえる祖母の命だった。

日本では、病院で最期を迎える人が80％を超えるのだと聞く。その患者が、家族にとっていつも近い存在であるよう働きかけができる看護師でありたいと、強く思う。

## 私の恩返し

私の実家は築30年以上で７００世帯以上が住むマンションです。コミュニティーもしっかりしており、子どもの頃からマンション中から見守られて育ちました。

私が看護師になり、母が自治会役員をしていることから、健康セミナーをしてほしいと頼まれたことがあります。正直、健康といっても漠然としていて、難しいなと思いました。が、マンションは住人の高齢化が進んでおり、人と人のつながりに役立てばと思い直し、「生活習慣からくるさまざまな病気」と題し、つたないセミナーを行ないました。

定年前後の方から、後期高齢の方までさまざまな人に出席していただきました。日ごろ、家からなかなか出ない方も、近所の方に誘われて出て来られたりして、和やかなセミナーとなりました。内容よりは、子どもの頃にマンションのあちこちで悪さばかりしていた子が立派になって……とみなさんに喜んでいただきました。

看護師になり、こんな形でお世話になった方々に恩返しができると思いませんでした。本当にうれしかったです。

# ぶれない

私には子どもがいる。ドラゴンボールが好きな男の子。男の子は、かっこよさや強さにあこがれ、戦っている場面しか頭に残らない。息子も「悟空、強くてかっこいい」と言う。私もドラゴンボールが好きだが、息子には登場人物の強さだけを見てほしくない。

フリーザ戦で、ベジータはどうしてあんなに泣いたのか。もともと敵だったヤムチャや天津飯は、なぜ悟空についていくのか。言い出したらきりがない。いろんな場面で登場人物の気持ちを考えると、共感できることがある。息子には、人にはいろんな感情や気持ちがあって、それを考えて共感したり、寄り添えたりできる子になってほしい。

そんなこともあって、ドラゴンボールについて息子と話し合うこともある。ただ、わかっているかどうかは……微妙。

もう少し大きくなったら伝えたいことがある。フリーザは「悪」を貫き通している。いい意味、まっすぐで、ぶれない。息子もぶれない心を持ってほしい。

私はそばにいる人に笑顔でいてほしい。家族や友達だけでなく、患者さんにもそう思っている。患者さんと関わっていく中で、笑い合える関係を築くことが大事だと思う。

それは、きっと、ぶれない。

## 子どもの目

B子さんは町の保健師をしていました。結婚後は共働きで、お子さんが生まれた後は、お姑さんに面倒を頼み、働き続けました。

看護師という職業が念願だったからです。仕事の合間に家に立ち寄って授乳し、また出かける日々。

あるとき、子どもにおっぱいをあげていて、ふと、気づきました。子どもが私の目を見ない！　私は単なる授乳マシンなの？

B子さんは仕事を辞め、妻として母として家庭に専念しました。

10年後、子どもたちに手がかからなくなって、B子さんは再び仕事を始めました。ブランクがありますが、「これだったらなんとか」と見つけ出したのが、病院の訪問看護師でした。そして、家庭と仕事を両立させながらキャリアを積み、済生会病院の看護部長にまで上り詰めました。

## 帰れる場所

私は社会人経験後、看護師になりました。

「看護学校に行きたい」と言ったとき、反対した父。その反対を押し切って看護師になりました。

就職当初、自分のふがいなさに精神的に疲れ、肉体的にもくたくたになった時期がありました。独り暮らしの家に帰っても、玄関には鍵がかかり、暗闇が私を出迎えます。

そんな中、実家に帰る機会がありました。鍵のかかっていない玄関。何事もなかったように迎え入れてくれる家族。私の大好物だらけの食事を作ってくれる母。たわいもない会話。家族の間に流れる何気ない日常が、こんなに温かかったとは……そんな私を見て、父は短く言いました。

「いつでも帰って来んけん！」

父なりの励ましの言葉でした。帰れる場所がある。そう思うと心強く、うれしくもありました。父のぶっきらぼうな言葉を活力に、看護師となって5年目を迎えます。

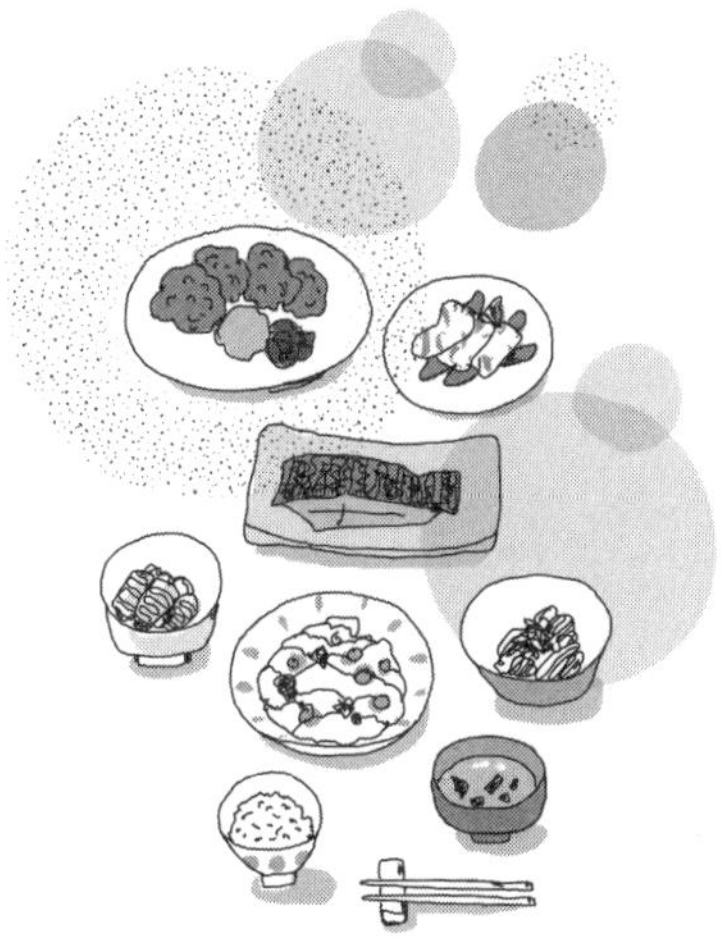

## 笑顔をおすそ分け

K子さんは、済生会の老人保健施設に看護師として勤務して約7年になります。それまでは、地元の病院で働いていて、あと数年で、定年です。常々、同僚の私に、「よくここまで続けてこられた」と語っています。

K子さんには、ご主人と3人の子どもさんがいました。しかし、6年前、次男を事故で亡くされました。そのときは、何をしても、何を見ても涙があふれてきて、残されたご家族にあたることもあったと言います。そんなとき、K子さんを支えてくれたのがご主人だったそうです。

そのご主人が重い病にかかり、入退院を繰り返されたとのこと。K子さんは「どうしてもっと早く気がつかなかったのか」「自分は、何年間も看護師をしてきたのではなかったのか」と、自分で自分を責めました。そんなとき、力を与えてくれたのが、2人の子どもさんとご主人の笑顔だったそうです。

幸いご主人は回復され、今では元気にされている様子です。K子さんは、「今度は自分が家族の力に」と、笑顔を忘れないように心がけています。その笑顔を、施設の利用者さんや職員にもおすそ分け。職場で微笑みを絶やさないK子さんです。

## 僕の後悔

僕の祖母は6年前に亡くなりました。

共働きの両親の代わりに、僕の面倒を見てくれて、遊んでくれたのは祖母でした。そんな祖母が認知症になったと連絡が入ったときはとても驚きました。久しぶりに会った祖母は徘徊がひどく、とても家で介護できる状態ではありませんでした。祖母は入院しました。

僕は祖母の力になりたいと思い、すぐに見舞いに行きました。ゆっくり話をしようといろいろ考えて病室を訪ね、祖母に「来たよ」と声をかけました。

「あなた、誰」

祖母は僕を忘れていました。僕はショックで祖母に会いに行けなくなり、祖母は家に戻ることなく亡くなりました。家に帰ってきた祖母を見たとき、なぜ頑張って会いに行かなかったのだという悔しさがあふれ出てきました。

病院にはお見舞いに来たくても来られない人が大勢います。僕は行かないことで強く後悔しました。

僕のような思いをする人が1人でも少なくなってほしい。患者と家族がすれ違うことのないよう、寄り添った看護ができるようにすることが僕の看護師としての目標となりました。

# 働き方改革

私には息子と娘がいます。赤ちゃんのころから子どもを保育園にあずけ、看護師として働いてきました。

ある日、夜勤明けで帰宅すると、学校に行っているはずの小学2年生の娘が「寂しかった」と私の帰りを待っていました。

すぐに仕事を辞めて子どもの気持ちに応えてあげたい。でも、仕事を続けたい。その間で、心が揺れ動きました。悩みました。

師長に相談したところ、短時間正職員制度の利用を勧めてくれました。そして「大変だけど、子どもを育てながら働くということを若いスタッフに見せてもらいたい」と声をかけてくれました。

その後、働き方を変更しました。時間に余裕ができることで、自分自身の心の余裕もできたように思います。それが子どもにも良い作用をもたらしました。

2年半の短時間勤務を経て、今では夜勤にも復帰しています。多くの支えがあって子どもが成長し、大好きな仕事が続けられている。そのことに感謝しています。

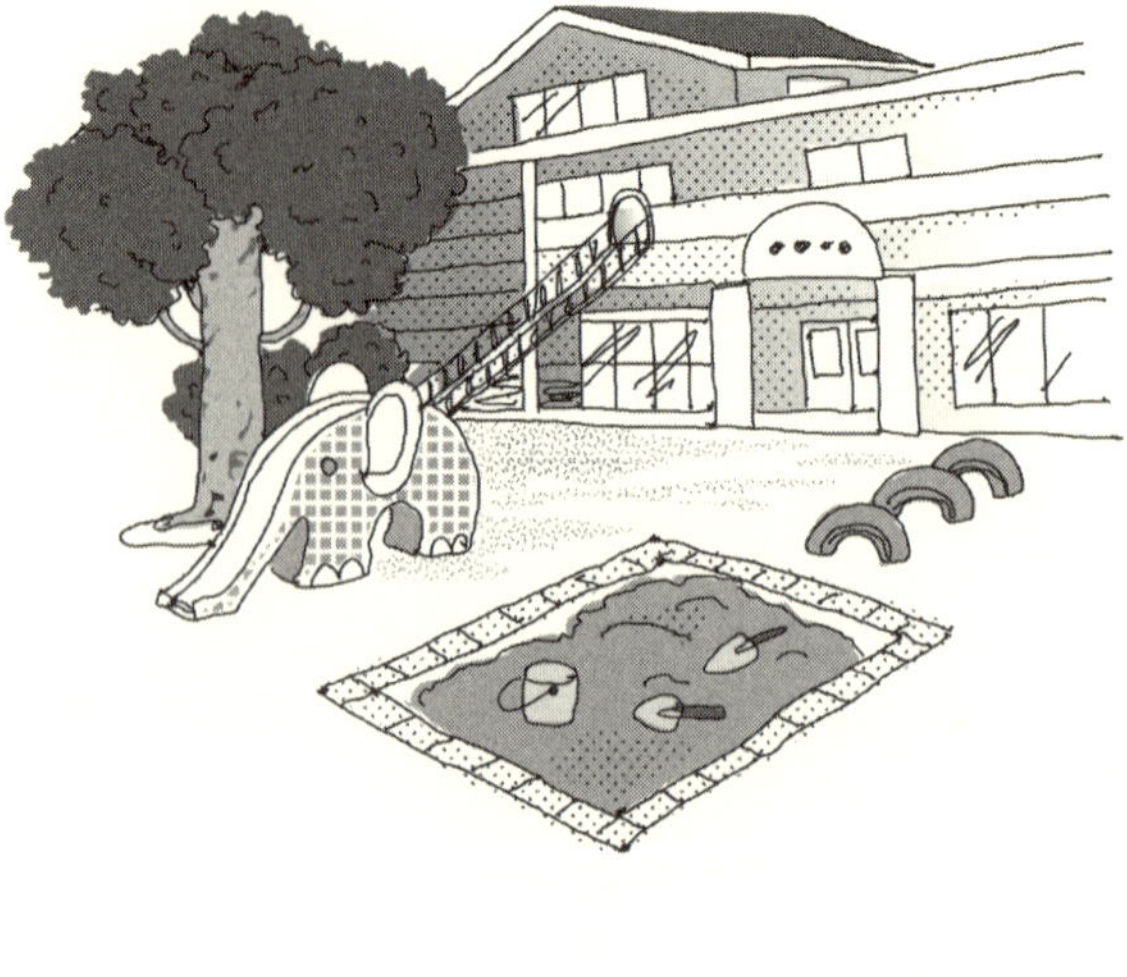

# 天国の祖母へ

私が看護師を目指すきっかけになったのは、亡き祖母の存在でした。もともと「ばあちゃん子」で、幼い頃から祖母のそばで育ち、可愛がってもらいました。その祖母は若い頃からがんを患っていて、闘病する様子も間近で見てきました。

あの頃を振り返ると、私は「大切な家族に何かしてあげたい」と感じていたのだと思います。祖母からの勧めもあって看護への道を志し、学校に入学して資格を取得しました。

仕事を始めて約20年。平成28年11月7日、第66回山形県・県民福祉大会において、社会福祉施設で長年職務に精励し、功績顕著であるとして功労者表彰を受けました。会場では、県内各地で長年、社会福祉に貢献された方々とともに、山形県知事や来賓の方々からご祝辞をいただき、胸が熱くなりました。そして、きっかけをくれた祖母のことが浮かびました。

長寿社会を迎え、支え合い、協力していく大切さを改めて感じさせてくれたおばあちゃん、ありがとう。天国に向けて、このメッセージを送ります。

## 「寂しくなんかなかったよ」

私には5歳の娘がいます。

ある日、「のどかちゃんのお迎えは誰が来てくださいますか？　一人で寂しそうなので……」と、保育園の先生から勤務先の病院に電話が入りました。閉園時間は18時45分です。仕事が忙しく、時間が過ぎていることに気づきませんでした。大急ぎで車を飛ばし、保育園に到着したのは20時をとうに過ぎていました。

中へ入ると、先生と2人きりで折り紙をして娘は遊んでいました。私は、先生と娘に何度も謝りました。娘は「お母さん、私はちっとも寂しくなんかなかったよ。いつもはお友達がいっぱいいて、うるさくてお遊びできないから、先生を独り占めできて、今日は楽しかってん。本当に寂しくなんかなかった！　大丈夫！」と笑顔で言いました。その日の夜、寝ようと思い寝室へ行くと、娘が布団の上に座って、泣いていました。「涙を止めようと思っても涙が止まらない……」。そう言いながら長い間、泣きました。

私はギュッと抱きしめました。「お母さんのために頑張ってくれてありがとう」。ありがとう、ありがとう、しゃくっている背をなでながら、その言葉を何度も伝えました。

自分の気持ちを抑えて辛抱すること、人を思いやる優しい気持ちを育みながら成長している娘の姿は、うれしくもあり、頼もしくもありました。

娘が頑張っているのだから、母も頑張らなくては！　家ではお母さん、病院では看護師長。一人二役の私です。

## 最期の場所

私の曾祖母は昨年、大腿骨頸部骨折後、老衰により96歳で天寿を全うした。入院していた地元の病院では、「最期は家がいい。家に帰りたい」といつも言っていたそうだ。しかし、曾祖母の家には人をはじめ介護できる環境が整っておらず、自分の家で最期を迎えることはできなかった。

私は曾祖母が亡くなる1カ月ほど前、見舞いに行った。話すことすら大変そうだった曾祖母が私の手を握り、「看護師さんは本当に大変だと思うけど、すごく素敵なお仕事だね。ここでこんなに良くしてもらってうれしい。幸せだよ」と、涙を目に浮かべながら笑顔で言っていた。その顔や言葉を今も覚えている。

曾祖母の場合だけでなく、家で最期を迎えたいと思っていても、患者さんと家族の思いが決して一致するとは限らない。そのような患者さんも含め、病院生活が少しでも快適となり、何か一つでも患者さんの心に残るような看護を行ないたい。まだ入ったばかりで未熟だけれど、患者さんやその家族に寄り添い、希望が叶えられるよう関わっていこうと思う。

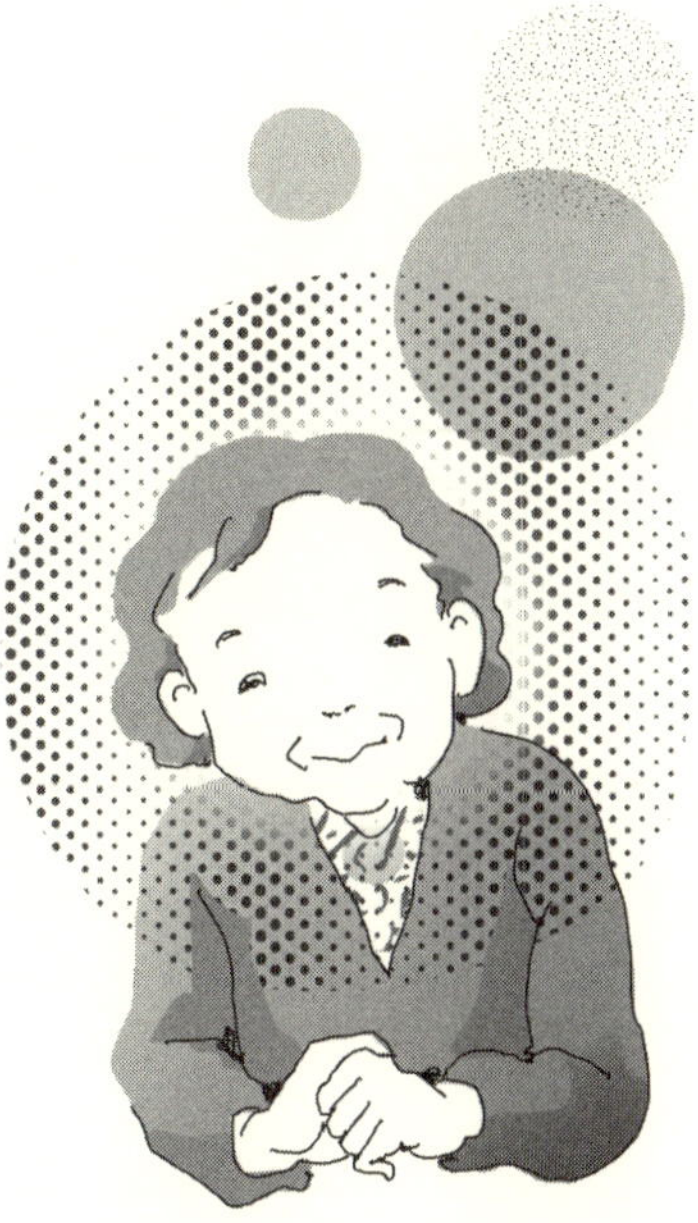

# 第5章　「いのちの現場」みつめて

# カルテの結婚式

中村さんは、虫垂がんを外来で治療していました。10月16日、腹膜播種※と多発性肝転移で腹痛、血尿、倦怠感があり、一人では歩くことができないほどの痛みで入院となりました。

中村さんは、死を受け入れながらも心を病んでいる妻のことをとても気にし、また、次男の結婚式参列を父としての最後の仕事と決めておられるようでした。入院当初は痛みがひどく歩行も困難な状態で、結婚式への参列はとても厳しい状態でした。ご家族はビデオレターでの参加を検討しておられましたが、病院スタッフは、中村さんの気持ちを考えると諦められず、治療に当たりました。そして疼痛コントロールに成功し、無痛で食事も取れるようになり、10月28日に退院。11月1日の結婚式には自力歩行で参列することができました。

その翌日、担当医師と、関わったすべてのスタッフ宛ての手紙が中村さんから届きました。

「最後まで臨席することができ、新郎の父として、謝辞を述べることができました。入院中の励ましが家族みんなの支えになり、電子カルテに11月1日結婚式と書かれているのを見て胸がいっぱいになり、結婚式までがんばろうと思えました」

1週間後、体調悪化で入院となり、11月10日、天国へ旅立たれました。

その後しばらくして、ご家族が病棟にみえました。中村さんが心配しておられ、スタッフも気になっていた奥様が前向きになられたとのこと。スタッフ一同、安堵《あんど》したのでした。

これからも、当院の看護目標である「その人の持てる力を活用する」を心に刻み、ご本人や家族の支えになっていこうと思います。

※ がん細胞が臓器を越えて腹膜に転移した状態

# テレビの時間

河野さんは70代、私が初めて受け持った終末期の患者さんだった。

入院生活では食事が数少ない楽しみだが、河野さんは誤嚥性肺炎を再発し、以前ほど食べられなくなっていた。さらに、胸部大動脈解離が見つかり、状態は徐々に悪化した。ベッドに寝たままで、楽しみがなくなった河野さんを前に、「残された時間をどう過ごすのがいいのだろう。このまま最期を迎えることになってしまっていいのか」と私は悩んだ。

そんなある日、面会に来た娘さんが「今日は阪神戦があるよ」と河野さんに話していた。好きな野球や相撲をテレビで観戦できれば、喜ばれるのではと思った。私は河野さん専用のテレビ番組表を作り、その時間にチャンネルを合わせるようにした。

普段、口に出してお礼を言わない河野さんが、「おおきに」とほほ笑みながら言った。笑顔が素敵だった。それから数日後、いつものようにテレビ観戦中に、河野さんの容体が急変し、苦痛を訴えることなく息を引き取った。

患者さんにとって大切なのは、過ごす時間なのだと気づかされた。その人らしい日常の時間を用意することも、私たち看護師の使命であると自覚した。

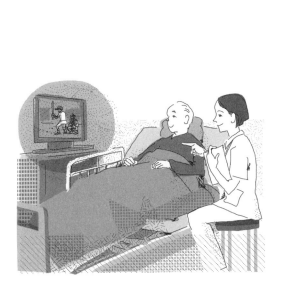

# 「泣いてくれてありがとう」

Cさんは当院の元看護師。入院されたとき、すでに原発不明※がんの脊椎転移により四肢麻痺があり、寝たきり状態になっていました。

担当看護師になった私は、看護師の大先輩に〝何か私にできることはないか〟と模索していました。訪室するとCさんが、「済生会の看護師の質はうんと良くなったね」と微笑みました。大先輩を前にして緊張していた私に〝緊張しなくていいよ〟そう言われた気がしました。

どんなに病状が悪化してもCさんは弱音一つ吐くことはありませんでした。そんなある日、突然、「主治医に伝えてもらえない？　私、もうつらいから眠るように最期を迎えたいの」と言われたのです。

その瞬間、今まで何もできなかったという無力感と、もし私が同じ状況になったとき、ここまで強く生きることができるだろうか、さまざまな思いがこみ上げ涙があふれました。するとCさんは、「泣いてくれてありがとう。でも、あなたがこの悲しみや苦しみを背負わなくていいよ。これは私が背負うものだから」と言ってくれたのです。

その数日後Cさんは亡くなりました。今振り返ってみると、患者さんに寄り添うことで「思いは相手に伝わる」と感じた、忘れられない出会いでした。

※がんが最初に発生した臓器がわからない

## 死ぬ準備

全身にがんの転移があった武田さん。病院に入院中は治療を拒み続け、最終的には武田さんの奥さんが入所している当施設に入所し、奥さんや職員に見守られながら息を引き取った。武田さんは息を引き取るギリギリまで居室で過ごし、残された貴重な時間を奥さんと静かに過ごすことができた。

本人の望まない医療を受けながら「死ぬ準備」をするのではなく、妻と過ごす時間の中で自然に「死ぬ準備」をするという、まさしく〝見守る〟という看取りを経験することができた。

がんが全身に転移した身で死を迎えることは、武田さんにとって周囲が感じる以上につらく苦しい時間を過ごすことになったと思う。

入所する1カ月ほど前までは、自宅マンションの4階で歩いて生活していた。武田さんはこんなに早くに自分が死ぬなんて予期していなかったかもしれない。

武田さんの看取りを振り返ったとき、残された大切な時間を託された私たちは、その人の意志を尊重し、その思いに沿ったプランを作り実践していかなければいけないと、改めて責任の重大さを実感した。

## ダンスショー

私たちが啓子さんと出会ったのは桜の花が咲き始めた頃でした。卵巣がん末期、痛みのコントロール目的の入院でした。

病状は徐々に悪化。主治医がご主人に苦痛の軽減を図る治療方針を説明した、そのときです。「あいつはダンスのイベントに行きたいと前から言っていました。外出は無理ですか」とご主人。啓子さんも長女もダンスチームに所属し、6月に行なわれるダンスイベントに長女が出場するのを、啓子さんは大変楽しみにしていたのだそうです。なんとか願いを叶えてやりたい。話し合いの結果、ダンスサークルのみなさんと長女に病院でダンスを披露してもらうことにしました。

会場は病院正面玄関ホールです。痛み止めの点滴をしながらベッドに横たわる啓子さんは、奇麗にお化粧をし、ダンスサークルのみなさんと同じ衣装を着て、同じ柄のシュシュをつけていました。ダンスが始まると、啓子さんは一緒に手を動かし、楽しみました。こぼれんばかりの笑顔でした。ダンスの後の家族4人での写真撮影。ホールにいた全員が温かい気持ちになれました。

1カ月後、啓子さんは大好きな家族に見守られ、天国へ旅立っていきました。どんな状態でも、何もせず諦めてはいけない。そのことを啓子さんから教えられたような気がします。

## 刺繍の個展

和子さんは71歳の女性。胃がん術後で、経口摂取ができず、緩和目的での入院だった。無表情で活気がなく、発語も少なく、時に口を開けば「生きている意味がない」「早く死にたい」と漏らすばかり。それでも、残された時間をなんとか有意義にと病棟で話し合った。

ある日、和子さんがレース編みや刺繍が趣味とわかり、作品を見せてもらう機会があった。出来栄えが見事で「すごいですね。時間がかかりましたね」と話しかけた。「根気がいるんです」と少し笑顔を見せたものの、すぐに「今はもうできないけど……」と寂しそうに応えた。

その一瞬の笑顔を頼りに私たちは、緩和ケア認定看護師の力を借りて和子さんの刺繍の個展を企画。病院1階のメーン通りに、額に入れた6点を飾りつけた。

個展初日、病棟看護師、緩和ケア認定看護師、看護部長、事務職員が参加し、和子さんがテープカットを行なった。事務次長から花束を贈られ、「ありがとう」と満面の笑みで応えた。展示された作品を眺める姿は自信にあふれ、キラキラ輝いて見えた。

以降、和子さんの表情は明るくなり、自主的に歩行練習も始めた。退院はもう不可能と思われていたが、2週間の個展が終わると、和子さんは自宅での看取りを希望。「刺繍の続きをする」と宣言して退院して行った。

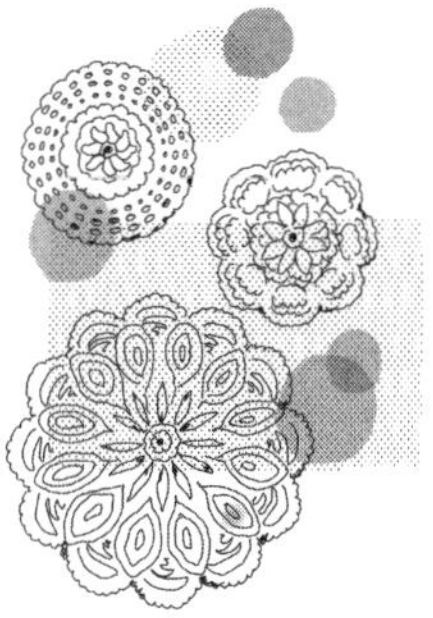

# そばにいる

私が関わった彩香さんは、末期がんの30歳の女性。自分の年齢とほとんど変わらない彩香さんの看護は、悩みと不安を感じた半年間だった。

彩香さんは、病気がわかった後もいつも強く、自分のことより家族や友人、そして看護師など周囲に気を使う人だった。入院時から不安の訴えなども少なく、私は彩香さんとの関わり方がわからずにいた。

病気が進み、痛みの訴えが始まり、医療用麻薬※が開始された。亡くなる1カ月前には、がん性疼痛の悪化のため麻薬も徐々に増量されていった。彩香さんは、訪室すると、意識がもうろうとした中で「手を握っていてほしい」「ちょっとでいいからそばにいて」と訴えるようになった。

手を握る。背中をさする。基本でありながら普段、時間に追われ、なかなかできていない看護の一つである。しかし、「○○さんの手、あたたかい」との彩香さんの言葉は、そばにいることという看護の大切さを改めて考えさせられるきっかけとなった。

彩香さんへの看護が適切だったか考えると今でも後悔は残る。ただ、手を握ったときに見せてくれた彩香さんの笑顔は、私たち看護スタッフにとって、その後の目標となった。

※ がんなどによる疼痛を抑えるために使われる麻薬

## 透析

先日、維持透析をしている肺がんの会田さんが入院しました。多臓器転移があり、積極的治療を本人は希望せず、痛みや呼吸苦に対する対症療法のための入院でした。

会田さんは週3回の透析を受けるため、透析センターに入室しました。しかし、透析を開始すると、すぐに胸痛が出現し、血圧も70台まで下降するのでした。

スタッフは毎回、今日こそは楽に透析を受けてもらおうと態勢を整え、会田さんに備えていました。しかし、痛みは改善せず、会田さんは「もう透析は苦痛でしかない、やめたい」と言いました。その後、全身状態が悪化し、ご家族の意向もあり、透析は中止。会田さんは数日後、永眠されました。

透析をしなければ、会田さんはもっと穏やかに最期を過ごせたかもしれません。透析を中止する決断は難しい……でも、もっと早くやめたほうがよかったのではないか、本人は、ご家族は、本当はどう考えていたのだろうか。

悩むことは少なくありませんが、今、透析を受けている患者さんと正面から向き合って一緒に考えていきたいと思います。

## 深く、一礼

「お大事にしてください」

エレベーター前で、そう声をかけて一礼する。「ありがとうございました」と明るい患者さんもいれば、「退院して大丈夫でしょうか」と心配される方もいる。見送る自分も100%笑顔のこともあれば、複雑な思いで見送る場合もある。

緩和ケア病棟に転院される飯田さんのお見送りをした。入院中、あまり弱音を吐かなかった飯田さんが、涙を浮かべながらも笑顔で「お世話になりました」と言われた。こみ上げてくるものを抑え「少しでも長く……」と思いながら、ただ頭を下げた。

当院では、退院のときには必ず看護師がお見送りをすることにしている。ナースが忙しそうにしているのを見て、「もういいですよ」と気を使ってくださる方もいる。しかし、どんなに忙しくても、深々と一礼してお見送りをすることで、不思議と心は澄み切った状態になる。

患者さんは自分の生活に、私たちはいつもの忙しい業務に戻っていく。その一瞬に、心の交流があるのだと思う。私たちは看護師としての喜びを感じ、患者さんからパワーをいただくときでもある。それがまた、活力へとつながっていく。

# うなぎ

小学生の頃に本で読んだナイチンゲールの姿に魅かれ、私は「看護師になろう」と決めました。それから10年。今、病院で働いています。

60代後半の男性山田さんが緊急入院してきたときはすでに肺がんの末期。路上生活者で肉親とは連絡が取れない状態でした。私はその患者さんの受け持ちでない日もなるべく会いに行き、笑いながらの何気ない会話をとても楽しく感じていました。

やがて病状が悪化して笑顔が消え、食事もできなくなりました。そんなとき、山田さんが以前「うなぎが好きだ」と言っていたことを思い出し、主治医やソーシャルワーカーと相談し、スーパーからうなぎの蒲焼を買ってきました。

他の食べ物は取れませんが、うなぎの蒲焼だけは食べることができました。私が「おいしい？」と聞くと笑顔でうなずきました。久々の笑顔でした。

その後、うなぎは7、8回、提供したでしょうか。山田さんは入院したまま半年後、亡くなりました。

あの笑顔を思い出すとき、私は「医療行為だけが看護師の仕事ではない」と思います。

そして、相手を思う気持ちを忘れない、人の心に灯をともせるナイチンゲールのような看護師でありたいと強く思うのです。

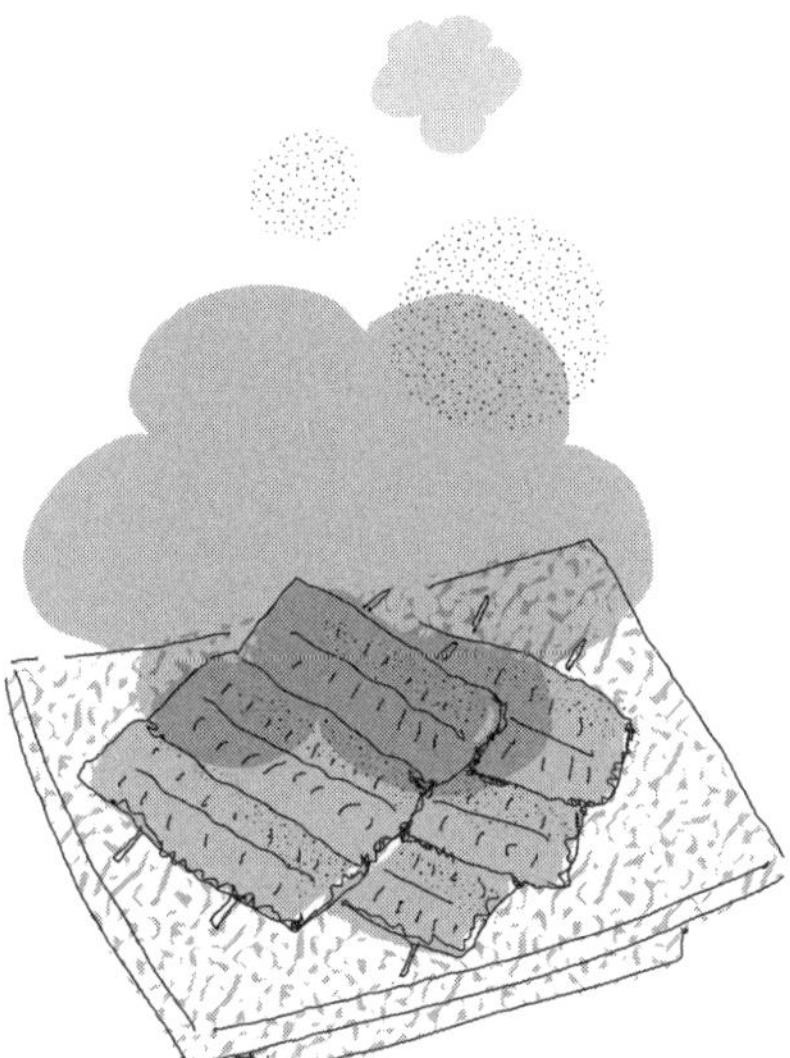

# 故郷のお花見

三浦さんは70代男性、肺がん・がん性髄膜炎の患者さんですが、緩和治療を希望され「最期は故郷で過ごしたい」と東京から新潟の当院へ転院されてきました。転院直後は「新潟の空気はいいな。帰ってきた感じがする」と笑顔で話されていました。しかし、がん性髄膜炎による記憶障害が出現し、徐々に表情が乏しくなり、ボーッとしてベッドで横になっている時間が増えました。

そのようなある日、緩和ケアチームラウンド（回診）でご家族を含めた面談の際、三浦さんが「お花見に行きたい」と何気なく漏らされました。主治医と相談し、けいれんや急変の可能性があるため、ご家族との外出に付き添うことになりました。

当日、三浦さんは、いつもと同じようにボーっとしていて、行きの車内でも口数少なく窓の外を眺めていました。しかし、桜や湖、菜の花、チューリップなど季節の花々を見ていくうちに、ご自分のカメラをかまえ、シャッターを押されるようになりました。

筋力の低下で、なかなかカメラを支えられない様子でしたが、目は輝き、転院してきた当初のような笑顔が戻りました。帰りの車内ではうれしそうに家族とお話をされ、缶コーヒーを飲みながら幼少期の思い出を話されました。

当院は急性期病院で、緩和ケア病床はありません。チームで終末期のケアには当たっていますが、遠出の付き添いなどにはなかなか対応できません。でも、なんとか工夫をしていけば、その人らしく過ごせるよう支援していくことはできるのだと、三浦さんの姿を見て再認識することができました。

# 泣き顔

佳子さんは、卵巣がんの再発で入退院を繰り返しているターミナル期の患者。ある日、佳子さんが主治医に「先生、がんはどこにあるの?」と聞いた。「お腹の中にあって、治ることはないと思う」。すると佳子さんは「一度、家に帰ろうかな」と言った。

在宅に向けての話が進み、退院カンファレンスのとき、ご主人は「僕はここ(病院)にいるほうが安心」と言った。ご主人が大きな不安を抱えていることを実感した。

退院の日、介護タクシーで家へと向かう佳子さんを見送った。佳子さんは子どものような泣き顔を見せた。その顔を忘れることができなかった。1週間後、佳子さんが自宅で亡くなったと聞いた。あの泣き顔は「もう会えないと思うよ」というメッセージだったのだろうか。

入院生活の間、佳子さんとご主人の思いにちゃんと気づき、寄り添うことができたのかな。そんな疑問の一方で、退院してから亡くなるまでの在宅医の報告を見て、これでよかったかなとの思いも私の中にはある。

退院支援看護師の「退院支援に答えはない」という言葉が心に残る。

## 履けない靴

「あぁ、靴が入らないね」

足の浮腫《むく》みがあり、入院時に持ってきた靴が入らなくなっていた。本人はもったいないからこのままでいいと言ったが、息子さんに相談し、購入してもらった。

お母さんはターミナル期であり、食事も取れず、倦怠感もあり、つらい日々が続いた。息子さんは毎日、仕事が終わると面会に来て、ベッドサイドで話をしたり、一緒に散歩したりしていた。

浮腫みは徐々に全身に出始め、車椅子に乗ることも難しくなってきた。車椅子に移乗したときに靴を履こうとすると、新しい靴ももう履けなくなっていた。

「もう靴は履けませんね。やめておきましょうか」と問いかけると、患者さんは「いや、履きたい」と言う。そのとき、息子さんから買ってもらった靴をうれしそうに履いて一緒に散歩している姿を思い出した。「息子さんから買ってもらった靴だから履きたいんですよね」。そう尋ねると、涙を流しながら、「うん」とうなずいた。

その夜、息子さんに靴の話をした。「そうだったんですか……靴なんていいのに」と、照れながら母の手を握った。患者さんは以前、一番下の息子が可愛くて心配なんだ、と話していたことを思い出した。

数日後、母親は家族に看取られ、天国へ召された。

# 天国からの手紙

休み明け、突然、師長に呼ばれ、ノートの切り抜きを手渡された。

「亡くなられた鈴木さんの息子さんがみえられて、母の手帳に看護師さんへのメッセージが残っていました、ぜひ渡してくださいって」

鈴木さんとの出会いは、がん治療を受けるご主人の付き添いで来られたときが初めてだった。笑顔の素敵な奥様だった。

そんな鈴木さんにも、しばらくして、膵体部がんが見つかった。化学療法のために入院され、私が受け持ちになった。繰り返し襲ってくる強い副作用に、私には勇気づける言葉もなかった。そんな私に鈴木さんが言った。

「あなたが来て、背中をさすってくれたり、手を握ってくれるだけで安心するのよ」

私は経験も年齢も浅く力にはなれないかもしれないが、一生懸命、関わっていきたい。そう伝えると、鈴木さんは、あの笑顔を返してくれた。

あるときから状態が悪化し、体位変換も自力では困難になった。声かけをしてもうなずくのみで、発語はなく、一日中、天井を見つめていた。

鈴木さんは弱音を吐かないまま亡くなり、私はちゃんと看護ができていたのかと不安な日々を送っていた。

手帳の切り抜きについて、鈴木さんの息子さんは「入院中に力を振り絞って書いたんだと思います」とおっしゃっていたという。「ありがとう」という文字を見て、私は胸が熱くなった。

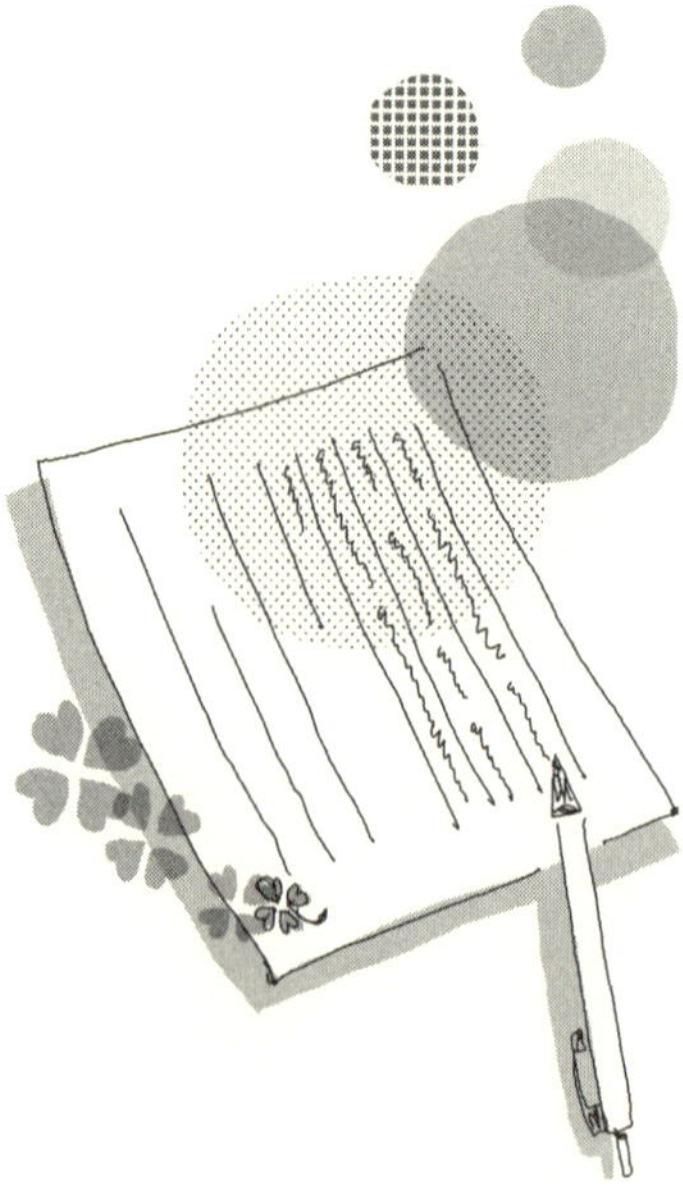

# あとがき

済生会は明治44（1911）年、明治天皇が桂太郎総理大臣を御前に召し、「施薬救療によって生活困窮者の命を救う団体を作るように」と命じた「済生勅語」によって創立されました。「施薬救療《せやくきゅうりょう》」とは無償で医療を施すことです。以来107年、経済的に困窮し医療を受けられない方々の救済を使命として活動を続けています。

平成23（2011）年の創立100周年記念式典では天皇皇后両陛下にご臨席いただき、天皇陛下よりお言葉を賜りました。

【（略）済生会は長年にわたり、この「生命を救う道」を広めるという目的の下、たゆみない努力を続け、各地域における医療と福祉の向上に多大な貢献をなしてきました。（略）済生会が長年にわたって積み重ねた経験を今後にいかし、済生会の活動が人々の幸せに一層資するようになることを願っています】

このお言葉を、済生会の職員は「新済生勅語」と位置づけ、1世紀の歴史の上に新たな歩みを重ねています。

私たち済生会の看護職員は、済生会の基本理念である「施薬救療」の精神に基づき、心あたたまる質の高い看護を提供するために日々研鑽しています。医療・福祉の現場では、時に厳しい局面に対応したり、また患者さんやご家族との関わりの中で、ともに泣いたり、笑いがあったりと、さまざまな経験と学びを積んで看護職として成長しています。

そんな看護職の日常を、コラムとして月刊の機関誌「済生」に掲載して、日ごろの看護職の思いや感動をお伝えしたいと考えました。

本書には、平成28（2016）年4月号から平成30（2018）年10月号までに掲載された86本が収録されています。ここには、ささやかな出来事でも正面から受け止める看護師たちの姿があります。看護師たちが普段、どんなことを思って看護に当たっているか、少しでもわかっていただけたらと思います。

本書にまとめていただいた大空出版の櫛田宏美さん、連載を担当した済生会本部事務局広報室の皆さんに感謝します。

平成31（2019）年1月

全国済生会看護部長会広報担当
米須久美（大阪・野江病院看護部長）
鈴木典子（茨城・常陸大宮済生会病院看護部長）

# ナースから、ありがとう

2019年3月10日　初版第1刷発行

編　　者　全国済生会看護部長会
発 行 者　加藤玄一
発 行 所　株式会社大空出版
東京都千代田区神田神保町3-10-2　共立ビル8階　〒101-0051
電話番号　03-3221-0977
URL　https://www.ozorabunko.jp

編　　集　櫛田宏美
印刷・製本　シナノ書籍印刷株式会社

乱丁・落丁本は小社までご送付ください。送料小社負担でお取り替えいたします。
ご注文・お問い合わせも、上記までご連絡ください。

ISBN978-4-903175-82-9 C0095